皮肤病

主编 韩世荣

U0388919

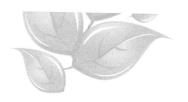

简，廉，验

权威专家，答疑解惑，实现健康的自我管理

掌握防治良策，摆脱皮肤病困扰

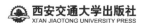

西安交通大学出版社

XI'AN JIAOTONG UNIVERSITY PRESS

图书在版编目(CIP)数据

皮肤病/韩世荣主编. —西安:西安交通大学出版社,2017.2
(问天问地不如问博士)
ISBN 978-7-5605-9440-8

Ⅰ.①皮… Ⅱ.①韩… Ⅲ.①皮肤病-防治-问题解答
Ⅳ.①R751-44

中国版本图书馆 CIP 数据核字(2017)第 036732 号

书　　名	皮肤病	
主　　编	韩世荣	
责任编辑	王　雯	

出版发行　西安交通大学出版社
　　　　　(西安市兴庆南路 10 号　邮政编码 710049)
网　　址　http://www.xjtupress.com
电　　话　(029)82668357　82667874(发行中心)
　　　　　(029)82668315　(总编办)
传　　真　(029)82668280
印　　刷　西安明瑞印务有限公司

开　　本　880mm×1230mm　1/32　印张　4.75　字数　77 千字
版次印次　2017 年 3 月第 1 版　2017 年 3 月第 1 次印刷
书　　号　ISBN 978-7-5605-9440-8
定　　价　15.00 元

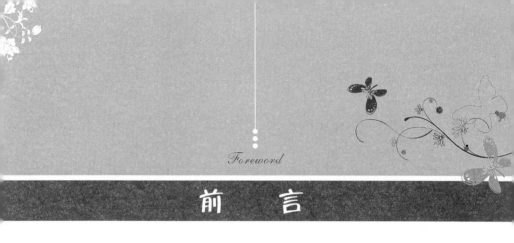

前　言

　　被马克思、恩格斯称为近代实验科学的真正始祖的培根在《论健康》一文中的第一句话是这样说的："人怎样才能长寿,这并非完全决定于医学。人对生理卫生的知识,也是最好的'保健药品'。"重点强调抵御疾病、战胜疾病绝不仅仅是医生的事,非医疗人员了解一些医学常识特别重要。随着现代社会人们生活水平的不断提高,皮肤的健康问题与身体其他器官一样,日益成为人们最为关心的问题之一,合理营养,强健体魄,预防疾病,无疑是健康的保证。然而,俗话道:吃五谷生百病。我们生活在自然界和变化着的环境中,患病是十分自然的事情。倒是认识怎样抵御疾病,如何科学地正确对待疾病,找寻并掌握战胜疾病的规律,尽早尽快地治愈疾病,才是实现由疾病到健康的正途。患者或家属有很多问题急需询问医生,可是医生又忙于诊务,一个上午要看数十位患者,每看一位患者就那么短短的几分钟,哪有时间和患者充分交谈交流? 患者有困惑而不解,自然对医疗服务不满意,对医嘱的依从性就差,门诊医生又爱莫能助,这就直接影响到医疗效果。因此,普及医学知识,把正确认识和对待疾病的科学知识传播给读者，让患者和家属对疾病的盲目和忧虑，转变成为战胜疾病的信心和行动，积极配合医生，共同努力战胜疾病，就显得尤为迫切和重要。

有鉴于此，笔者将近十年来患者和家属在门诊及治疗过程中向医务人员提出的各种各样的问题进行选择和归纳，尤其注重对常见病、多发病做深入浅出、通俗易懂、简洁明了的解答。希望既能让读者快速地查到要找的问题，又能看懂并付诸实用。我相信患者或家属读后必能释疑解惑，健康的人看了也必有助于防病强身。

韩世荣

2016 年 7 月

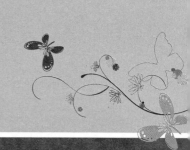

Contents

目 录

皮肤病的一般常识

1. 为什么说皮肤是人体健康的一盏指示灯？ /1

2. 哪些疾病应去看皮肤科医生？ /2

3. 皮肤疾患发病原因知多少？ /3

4. 哪些不良生活习惯容易损伤皮肤健康？ /4

5. 不良精神情绪可引起哪些常见皮肤病？ /8

6. 维生素缺乏能引起哪些皮肤病？ /10

7. 哪些内科疾病可以发生皮肤病病变？ /11

8. 皮肤病通过电话咨询能进行诊断吗？ /12

9. 皮肤病外用药的使用原则是什么？ /14

10. 什么是皮肤病的自觉症状？ /15

11. 皮肤瘙痒到底是怎么一回事？ /16

12. 皮肤为什么会产生疼痛？ /18

13. 皮肤出现麻木不仁或烧灼感是怎么回事？ /19

14. 什么是他觉症状？他觉症状有哪些？ /20

15. 皮肤继发性损害有多少种？ /23

16. 哪些原因会引起皮肤干燥？ /26

17. 皮肤黄染属于哪一种皮肤病？ /28

18. 皮肤病预防保健"八注意"是什么？ /29

19. 皮肤保健"八养护"的具体措施是哪些？ /31

20. 对皮肤病患者为什么强调清淡饮食？ /33

21. "忌口"对于皮肤病来说有哪些重要意义？ /34

22. 游泳后沐浴可预防皮肤病，你知道吗？ /35

23. 感染性和非感染性皮肤病如何预防？ /36

24. 老年人皮肤如何养护？ /38

25. 哪些皮肤病用中药治疗效果好？ /40

26. 中医书上记载的牛皮癣和西医的牛皮癣相同吗？
"癣"是什么病？ /41

27. 中药如何煎煮？服中药有无讲究？ /41

28. 足浴（泡足）对人体有哪些好处？有无禁忌？ /43

常见皮肤病的治疗

29. 带状疱疹是怎么回事？如何治疗？ /46

30. 水痘有哪些临床表现？如何治疗？ /48

31. 儿童患水痘后应该如何护理？ /50

32. "瘊子"的种类有哪些？又是怎样发病的？ /51

33. 疣类疾病如何治疗？ /52

34. 手足口病的临床表现有哪些？如何治疗？ /54

35. 什么叫真菌性皮肤病？ /57

36. 如何诊断和治疗手足癣？ /58

37. 甲癣很难治疗吗？ /59

38. 头癣的诊断与治疗方法有哪些？ /60

39. 体癣、股癣是一回事吗？如何治疗？ /64

40. 白癜风的发病原因是什么？对人体健康有无影响？
　　/65

41. 白癜风有哪些有效的治疗方法？能否治愈？ /66

42. 玫瑰糠疹是一种什么病？应如何治疗？ /67

43. 为什么说红皮病是一种严重的皮肤病？ /68

44. 多形红斑为什么又叫猫眼疮？如何治疗？ /70

45. 怎样防治昆虫类动物性皮炎？ /71

46. 疥疮是一种什么样的皮肤病？如何防治？ /72

47. 怎样防治水蛭伤？ /74

48. 什么是隐翅虫皮炎？如何防治？ /75

49. 蜂蜇伤有哪些症状？如何处理？ /77

50. 为什么痱子多在夏季发生？如何防治？ /78

51. 为什么会发生冻疮？如何防治？ /79

52. 手足皲裂是怎么回事？如何防治？ /80

53. 日光性皮炎及红花草疮是怎么回事？如何防治？
　　/81

54. 接触性皮炎到底是怎么回事？ /83

55. 马桶皮炎与镍皮炎是怎么回事？ /84

56. 治疗接触性皮炎有哪些方法？ /85

57. 引起湿疹的常见病因有哪些？有哪些临床表现？

/86

58. 治疗湿疹有哪些有效方法？ /87

59. 婴儿湿疹有什么特别之处吗？ /89

60. 应如何有效安全护理与治疗婴儿湿疹？ /89

61. 治疗皲裂性、顽固性湿疹有哪些方法？ /90

62. 应如何避免化妆品引起的皮炎？ /91

63. 化妆品引起的皮炎应如何处理？ /92

64. 为什么说化妆品是皮肤受伤的从犯？ /93

65. 如何避免化妆品的危害？ /96

66. 什么叫荨麻疹和血管性水肿？ /97

67. 荨麻疹的发病特点有哪些？ /98

68. 中医治疗荨麻疹有哪些好方法？ /99

69. 什么是药疹或药物性皮炎（药物过敏）？ /100

70. 哪些药容易引起药物皮炎？ /101

71. 如何防治药物性皮炎？ /103

72. 为什么居室装修会引发皮肤病？ /105

73. 什么是油漆皮炎？如何治疗？ /106

74. "痛"可忍，"痒"不可忍是真的吗？ /108

75. 如何治疗瘙痒症？ /110

76. 什么是神经性皮炎？如何治疗？ /111

77. 什么是结节性痒疹？如何治疗？ /112

78. 葡萄疫、肌衄、紫癜是一回事吗？如何治疗？ /113

79. 什么是雷诺现象和雷诺病？如何治疗？ /114

iv

80. 为什么有的痤疮也可导致毁容？ /115

81. 常用治疗痤疮的西药及中成药有哪些？平时应该注意什么？ /116

82. 酒渣鼻有哪些临床表现？怎样治疗？ /117

83. 什么是脂溢性皮炎？怎样治疗？ /118

84. 脚汗奇臭是怎么回事？有什么办法治疗？ /119

85. 脱发分为哪些类型？如何治疗？ /120

86. 白发发病因素知多少？如何治疗？ /123

87. 黄褐斑、妊娠斑、肝斑是不是一个病？是怎样形成的？ /125

88. 黄褐斑有哪些治疗方法？ /126

89. 为什么说激素这种药又可爱、又可恨？ /127

90. 什么是激素依赖性皮炎？是如何造成的？ /127

91. 激素依赖性皮炎防治中有哪些注意事项？ /129

92. 硬皮病是一种什么样的病？为什么要选择中医治疗？ /130

93. 牛皮癣究竟是什么病？银屑病有哪些皮肤症状？ /132

94. 银屑病用药的八大误区是什么？ /133

95. 为什么说中医治疗银屑病疗效好？中医如何治疗银屑病？ /137

96. 如何预防银屑病(牛皮癣)复发？ /138

皮肤病的一般常识

 ① 为什么说皮肤是人体健康的一盏指示灯?

皮肤是人体最大的器官,包裹着我们的全身,且和外界接触最为密切,因此皮肤成了人体抵御外界有害物质侵入的第一道防线。一些内脏组织等全身系统性疾病也可以反映到皮肤上来。人的体魄健康从其皮肤上往往也能表现出来,正常的皮肤表面显得柔润光滑,肤色均匀,触之柔软而富有弹性。而皮肤的颜色会因种族、年龄、性别以及分布部位不同而有很大的差异。

皮肤由表皮、真皮、皮下组织、皮肤附属器、血管、淋巴管、肌肉、神经等组成,可谓结构复杂。看似薄薄的皮肤却具有对机械性刺激、物理性损害、化学性损伤、微生物侵害的防护作用;还有感觉作用、调节体温作用、分泌和排泄作用、对某些物质如药物、水分的吸收作用、重要的代谢作用,以及调节免疫作用等。

患某些全身性疾病时,会在局部或全身皮肤以至毛发、黏膜等处出现一些异常的变化,例如许多因药物、食物引发的过敏反应,内分泌失调引起的皮肤色泽、形态等的改变。这种种的变化提醒我们对某些疾病应早期检查,做出诊断,及早治疗,使皮肤真正起到了"健康指示灯"的重要作用。

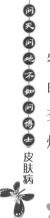 **2 哪些疾病应去看皮肤科医生?**

有人认为,皮肤病无非是皮肤上出些斑斑点点,痒一点、痛一点而已,再严重就是流点血、出些脓,其实不然。皮肤作为全身最大的器官,它的细微变化均与外界刺激、内脏疾患息息相关。我们知道,人的循环系统、呼吸系统、消化系统和内分泌系统等疾病都可能先后出现皮肤症状,而一些职业性皮肤病、传染性皮肤疾病和性传播疾病的皮肤表现更是我们有目共睹的。因此,无论患了哪种疾病,在没有弄清楚的情况下,只要有皮肤症状出现,就应立刻先去皮肤科就诊。自古就有"内科不治喘,外科不治癣"之说,一语道破了以"癣"类为代表的皮肤病的难治。一句话:凡是出现皮肤、黏膜、指甲、毛发疾病及性传播性疾病,能够看到、摸到或感觉到的皮肤斑疹、丘疹、结节、水疱、风团、鳞屑、糜烂、溃疡、皲裂、赘生物、萎缩、苔藓样变等和瘙痒、麻木、疼痛等就应去正规医院皮肤科接受科学的检查、诊断、治疗,自治和非正规治疗常常会贻误病情。

皮肤疾患发病原因知多少?

有的皮肤病病因明确,但还有相当一部分皮肤病的病因至今还未弄清楚。皮肤病病因之多,一般可分为以下几类:

(1)先天性和遗传性因素。

(2)年龄、性别、职业、季节、种族、个人卫生、精神心理、社会因素等。

(3)免疫因素,身体自身免疫系统对多种内外刺激发生异常强烈的反应,从而导致机体的组织损伤和生理功能的障碍。

(4)生物性因素,如动物的咬伤、刺伤;植物引起的皮肤过敏;微生物如细菌、病毒、螺旋体、真菌引起的各种皮肤损害;寄生虫引起的皮肤损害等。

(5)理化因素,压力、摩擦、温度、放射线、日晒、服用某些药物、吃的某些食物、潮湿、干燥、洗烫、搔抓等都可引起皮肤疾病,或使原有的皮肤病时间延长及症状加重,接触许多药物、染料、化工原料及家庭日用的染发剂、化妆品、洗涤剂等可产生接触性皮炎。

(6)身体必需的物质缺乏或代谢障碍、内分泌紊乱性因素。

(7)内脏疾病及感染性病灶。

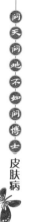

（8）其他如营养不良、过度疲劳、恶性肿瘤、化疗、不当的护理和饮食不节也是皮肤病发生的主要原因。

4 哪些不良生活习惯容易损伤皮肤健康?

由于皮肤有着自己独立的生命,能够直接或间接反映身体的健康状况,所以才获得了"第三脑"的称号。但是不良的生活习惯,同身体的健康一样,也能改变皮肤的状态,成为娇嫩皮肤的"隐形杀手"。生活中,影响皮肤健康的常见不良习惯有以下几方面:

（1）吸烟、饮酒:这个习惯对皮肤健康的破坏性非常大,因为烟中的尼古丁,对皮肤血管有收缩作用,影响皮肤血液的循环,造成皮肤营养障碍。另外,香烟排出的一氧化碳也容易被皮肤吸收,影响皮肤血液中血红蛋白的载氧功能,造成皮肤缺氧。而饮酒则会降低皮肤分泌油脂的能力,促使皮肤脱水,间接影响皮肤的健康。

（2）过度暴晒:过度暴晒是皮肤老化的罪魁祸首之一。因为阳光中的紫外线能穿透皮肤,直接损伤皮肤深层的弹性纤维和胶原蛋白,并不断杀伤基层的细胞,轻则令皮肤变得松弛而无光泽,严重者还会导致皮肤癌。

（3）常年浓妆:很多人为了遮盖脸上所谓的瑕疵,喜欢用大量的粉底或隔离霜等美容品,而这些美容品中,往往还有铅、石油、硅等有害皮肤的物质。长期使用,会导致皮肤干燥,容易出现色斑。而且常年浓妆也阻碍了皮肤的呼吸,使得毛孔堵塞,容易引起痤疮、皮疹等问题。

(4)长期熬夜:睡眠不足是皮肤保健的大敌,它能损害皮肤细胞的各种调节活动,影响表皮细胞的活力,进而影响皮肤的健康。而一个香甜的好觉,则可以消除皮肤的疲劳,使皮肤细胞的调节活动恢复正常,延缓皮肤的老化。

(5)不爱喝水:水是生命之源,也是皮肤的生命。皮肤缺水,会导致油脂分泌量不足,则皮肤更容易脱水,继而引发干燥、脱皮、出现皱纹、过敏等皮肤问题。所以每天必须保证6～8杯的水,才能保证皮肤代谢的正常。

(6)完全信任防晒霜:从以往的防晒观念中,人们获得了防晒霜要每隔2～3小时补涂一次的信息,以及防晒有效成分是在20分钟后,才能发挥保护效果的知识。但你知道吗? 使用防晒霜也是要针对肤质选择的。通常,油性的皮肤宜选用渗透力较强的水性防晒用品;而干性皮肤选用霜状的防晒用品,既能防晒,也能帮助干性皮肤补水。

(7)长时期的睡姿不当,会压迫面部的皮肤、肌肉,形成皮肤压迫性皱纹;而蒙头大睡,则通过减少新鲜氧气的摄取,影响皮肤的新陈代谢,造成脸部皮肤干燥,使皮肤加速衰老。正确的睡眠姿势应是仰卧位,这样才能使面部肌肉得到充分放松和减轻疲劳。

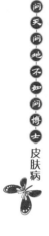

（8）清洁护肤方法不正确：清洁护肤方法是一把双刃剑，它既可以保护皮肤，也能成为伤害皮肤最深的因素。清洁皮肤方法众多，只有正确的方法，才能真正地保护皮肤；而不正确的方法，只能留给皮肤道道伤痕。在生活中，很多人每天所做的清洁、护肤方法都是不正确的，这也是很多人自称皮肤不好的主要原因。那么不正确的护肤方法有哪些呢？看看下面的内容吧。

①每天用"热水"洁肤：在以往的观念中，在家都倾向于使用无刺激感的温水，或冷热水交替的方法清洁皮肤，但最近研究表明，凡是高于41℃的水，都能使皮肤干燥。通常皮肤干燥程度与水温高度成正比。而41℃左右是清洁皮肤的最佳温度，如果觉得这个温度过高，一般自来水自身的温度亦可。

②洁肤用品泡沫越多越好：很多人认为只有泡沫多的洁肤用品，才能真正洗净皮肤，但实际上，这些能产生大量泡沫的洁面活性剂或皂剂，都会对肌肤产生一定的刺激，并洗掉大量皮脂，引起皮肤干燥、粗糙。另外，如果你还钟爱洁颜棉、洁颜巾等辅助工具，也容易造成皮肤干燥、易过敏等问题。

③定期蒸脸：由于蒸脸后，毛孔打开，容易清除肌肤深层的污垢，所以很多女性都喜欢在家蒸脸。不过，专家却认为，这些热气会刺激皮肤上控制油脂的皮脂腺，引起毛孔扩张，进而刺激面疱产生。

④定期去角质:去角质是大多数人采用的改善肌肤的方式。无论是油性肌肤,还是混合型皮肤,一般每周一次去角质护理是正确的。如果超过了这个限度,就会导致皮肤角质层过薄,降低皮肤耐受力,容易导致皮肤过敏、出红疹等问题。

⑤用力按摩:人们在涂抹护肤品时,往往习惯辅以按摩,以帮助护肤品渗透。但人们都忽略了按摩的力度以及方法,以为力度越大,越能促进皮肤循环。殊不知,这正是皮肤拉扯受伤,组织结构破坏,导致皮肤松弛、皱纹产生的主要原因。正确的按摩方式,应当是顺肌肤本身的纹路方向,使用发力较轻的中指或无名指的指腹,轻轻按摩脸部;对于其他部位的皮肤,可用手掌轻轻按摩,切不可用力揉搓。

⑥频繁使用喷雾:很多人喜欢用喷雾为皮肤补水,并为了让肌肤多吸收水分,总喜欢让水珠持久地停留在皮肤上,甚至让它自己干燥。事实上,这是错误的,水分在挥发的时候,往往带走了皮肤内部的水分。长期如此,就会造成皮肤深度缺水。其实,只要让喷雾水在肌肤上停留 30 秒,然后轻轻擦干,再涂抹一些保湿产品即可。

总之,不良的习惯以及错误的护肤方法,将会给皮肤带来一场巨大的灾难。而只有改正不良的生活习惯,运用正确的清洁、护肤方法,皮肤才能焕发婴儿般的光彩。

5 **不良精神情绪可引起哪些常见皮肤病?**

随着生活节奏的加快,工作压力的增大,心理负担不断加重,还有大量的电视娱乐节目及网络游戏对睡眠时间的占用,人们原有的生活规律及生理功能受到了很大的干扰。研究证实,紧张和睡眠不足不仅削弱体质,还会引发皮肤病,如:

(1)神经性皮炎:顾名思义,取其病因而作病名。性格急躁、情绪不稳定的人,对一些不良刺激应变能力差,反应敏感、强烈而持久,就容易发生神经性皮炎。患此病的人应解除可能的病因,尽量避免局部搔痒抓挠,忌热水烫洗和肥皂洗,避免情绪激动和精神刺激比使用药物治疗还重要。

(2)银屑病(牛皮癣):近年研究发现,40%以上的银屑病患者在发病前有失眠、工作压力大等情绪因素和精神紧张史。临床经验证明,保持乐观向上心态的银屑病患者,其预后明显好于悲观失望者。笔者曾经撰写专文讨论情绪因素与银屑病的密切关系,认为情绪刺激是银屑病诱发和加重的主要因素。因此,在生活中,注意保持积极向上的心态,和药物治疗一样重要。

(3)黄褐斑:黄褐斑好发生于女性,男女之比为1:15,这与女士们情绪不稳定、容易激动、多愁善感有密切关

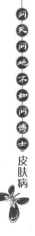

系,常对称分布于颧、鼻背、眼周等皮肤部位,主要是表皮中色素过度沉着。虽无不适,却有碍美观。给患者心理造成负担,形成恶性循环。美国医生曾对 5000 名脸上长斑的女性进行了研究,当她们情绪不佳时,服用任何祛斑药物效果都不明显,当她们心情舒畅后使用祛斑药物治疗,面部的斑消退得就快一些。

(4)痤疮:有一部分痤疮患者常常在情绪激动后加重,白头粉刺与常在焦虑状况下又大量进食甜食和高热量食品有关;黑头粉刺通常是神经高度紧张的结果。战胜痘痘,充足睡眠是最好的美容方法,另外还要养成规律的生活习惯,尽量减少熬夜,避免因情绪或压力造成的失眠。保持愉快的心情也是预防痤疮复发的主要措施。

(5)荨麻疹:情绪紧张时,会出现凸出于皮肤表面的一个个感觉奇痒的红色或白色风团。当情绪稳定后,斑疹会在几个小时内慢慢消失,但如果心情一直不好,那就要忍受它更长时间了。现代医学把这种情况称为"胆碱能性荨麻疹"。治疗时配合情绪疗法非常重要。

(6)色素沉着:睡眠不足、长期紧张可促进下丘脑的促肾上腺皮质激素释放因子释放。而这种因子能促使脑垂体促黑激素及促肾上腺皮质激素分泌增加,从而促使色素过度沉着,出现黑眼圈等。

如能去除不良因素,这些皮肤病是可以预防的。建议大家注意以下几点:①加强修养及自制力,调整心态,

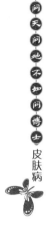

保持心理平衡。②调整作息时间，保证充足的睡眠。③劳逸结合，弛张有度，不受电视娱乐节目及网络游戏干扰。

6 维生素缺乏能引起哪些皮肤病？

维生素是人体生命活动所必需的元素，除少数维生素可由人体内部合成外，一般均需要从食物中摄取。维生素缺乏往往可引起相应的皮肤病表现。现举例如下：

(1)维生素 A：缺乏时可出现皮肤特别是臂、腿、肩、下腹部皮肤粗糙、干燥、鳞状态等角化变化、毛周角化、眼干燥及角膜软化。其他如指甲出现比较深而明显的白线，头发枯干，记忆力减退，心情烦躁及失眠，暗适应能力下降、夜盲，口腔、消化道、呼吸道和泌尿生殖道的黏膜失去滋润、柔软性，使细菌易于侵入，易致支气管肺炎等严重疾病以及儿童生长发育受阻，影响骨骼发育及牙齿生长等。

(2)维生素 C：缺乏早期无特异性症状，一般表现为困倦乏力，牙龈容易出血，伤口愈合不良，关节、肌肉短暂性疼痛等。皮肤受碰撞后容易出现紫癜和瘀斑；牙齿可因牙槽坏死而松动、脱落；眼眶骨膜下出血可使眼球突出；颅内出血可导致突然发生抽搐、休克，以致死亡。维生素 C 缺乏可导致白细胞的趋化性和杀菌功能降低，免疫抗体的合成减少，抗病毒能力减弱，容易感冒及出现各种感染性疾病。

（3）烟酸缺乏：可引起烟酸缺乏症（又名糙皮病或陪拉格），表现出皮炎（dermatitis）、腹泻（diarrhea）及痴呆（dementia），即所谓"三 D"症状，但以皮炎最常见，属中医"藜藿之亏"范畴。皮炎主要发生于人体暴露部位如指背、手背、前臂、面部、颈胸部（Casal 领）。皮损初起为对称性鲜红色斑片，界限清晰，酷似晒斑，自感烧灼、微痒；继之皮损由鲜红变为暗红、棕红或咖啡；以后皮损逐渐厚硬、粗糙，出现皲裂及色素沉着，最后发生萎缩。严重者亦可形成大疱，红肿疼痛剧烈，并可有继发感染，形成脓疱，偶有溃疡形成。类似症状在腋窝和阴囊也可出现。皮损常夏季发作或加剧，冬季减轻或消退。患者常发生口腔炎、舌炎或外阴炎，舌呈亮红或猩红色，出现默勒（Moeller - Hunter）舌炎表象，黑毛舌也可观察到，自觉有烧灼感。

因此，饮食宜注意营养均衡，适当增加水果蔬菜在膳食中的比例，以满足人体对维生素类的摄取。

 7 哪些内科疾病可以发生皮肤病病变？

人体是一个有机的整体，皮肤虽然位于人体表层，却也是人体健康的晴雨表。正如中医所认为的"有诸内者，必形诸外""有其外者必有其内"，即是说皮肤病与人体整

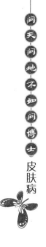

体密切相关,不可独立看待。

所以,其他疾病可出现皮肤病变,如早期肿瘤可表现为皮肤瘙痒、天疱疮、回状红斑或带状疱疹等;肠道息肉可能并发口唇雀斑样斑点;糖尿病可伴有皮肤干燥或皮肤瘙痒症,皮肤反复感染出现毛囊炎、疖肿或皮肤溃疡不易愈合等,若有神经损害时,易发生水疱、血疱、皮肤潮红、无汗、继发湿疹、皮肤感染等;贫血可有指甲颜色淡白,匙状甲,皮肤瘙痒等;再生障碍性贫血患者,皮肤表现为出血点或大片瘀斑,口腔黏膜有血疱,有鼻衄、齿龈出血、眼结膜出血等;慢性肝炎、肝硬化可出现皮肤瘙痒、皮肤瘀斑或牙龈出血等。

反之,有皮肤病症也许又与其他病症息息相关。如皮肤紫癜可见于特发性血小板减少性紫癜、白血病等;皮肤瘙痒可见于肝病(尤其是阻塞性)、丙型肝炎、肾衰竭、甲低、甲亢、恶性肿瘤、白血病、糖尿病等;急性荨麻疹往往伴有胃肠道异常:如腹泻、腹痛或便秘等;银屑病往往伴有咽喉或扁桃体炎;女性黄褐斑往往并见乳腺增生或乳腺纤维瘤、卵巢囊肿或子宫肌瘤等。

8 皮肤病通过电话咨询能进行诊断吗?

皮肤病学科是一门特殊的研究诊断和治疗的临床科学,准确诊断往往不是仅仅靠"听一听"就能轻易做到的。

皮肤病是一门"象形科学"，有时在描述皮损时会有一种"只可意会不可言传"的感觉，电话叙述或由别人代诉病情的方法往往是说不清、道不明的，类似佛教中所谓的"言语道断"的情形。

我的导师刘树德教授曾对我讲过："皮肤科医生'玩'得是诊断，你要详细地看看每一位皮肤病患者的皮疹，区别它们各自的不同特点。例如，有几种皮肤病就靠鳞屑进行诊断。"西安交通大学附属二院李伯埙教授也曾经说过："皮肤病诊断必须靠'两只眼睛、一张嘴'，即用一只眼去观察皮损、找特点，用另一只眼去读病理切片，用嘴巴去详细地询问病史，再通过大脑缜密地思考、综合分析才能对皮肤病特别是较难判断的病例作出准确诊断，对于较难判断的病例则更是如此。"

中医对诊断皮肤病的过程更是如此，我也经常引经据典告诫学生："'阴阳者，天地之道也……治病必求于本'，'善诊者，察色按脉，先别阴阳'，医师进行诊断前必须四诊合参，全面掌握和分析病情，才能准确判断'本'之所在，同时还应将中医辨证与西医辨病有机结合起来，实际是先辨'病'然后辨证。这才是用药施治的基础。"

所谓四诊合参，就是将望闻问切四诊所得，进行综合分析，"有者求之，无者求之"，最终判断出准确的"证"，也就是中医的"辨证"的过程。

可见对皮肤病来说，无论是中医还是西医，医师不亲

皮肤病的一般常识

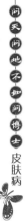

自检查患者就想得出准确诊断往往会事与愿违。

 9 皮肤病外用药的使用原则是什么？

（1）正确选择剂型：陕西省中医医院皮肤科董永丰教授常对我们说："皮肤病选择外用药时首先选择剂型，剂型选择正确了等于疾病治愈的一半。"病情急、炎症明显时药的浓度要小，作用缓和，无刺激性；如果处于慢性期，皮肤粗糙、肥厚，成苔藓化时，药的浓度要大一些，作用要强，有一定的刺激性，这是大的原则。具体使用时还要看皮损的详细情况，比如在皮肤病的急性发病阶段，以糜烂、大量的渗液为主要表现的时候，选择溶液性药物冷湿敷为好；选择一些安全有效而且没有副作用的中草药煎水冷湿敷更为适宜。皮肤仅有红斑，无糜烂、渗液时，应选择洗剂、粉剂外用，例如炉甘石洗剂、黄柏洗剂等。在皮肤病处于亚急性阶段，此时皮损渗出比较少，选择糊剂、油剂最佳；干燥的丘疹、红斑则选用乳剂。在皮肤病慢性发展阶段，皮肤以浸润、肥厚、苔藓样变为主要表现，此时应选软膏、硬膏、酊剂效果最好；像斑秃、白癜风之类以酊剂为佳。

（2）根据病因合理选择药物：如为真菌感染应选用抗真菌药物，如土槿皮制剂、克霉唑、益康唑类；细菌感染则选用抗生素治疗，如夫西地酸软膏、莫匹罗星软膏等。

（3）根据皮肤病理改变选择用药：皮肤角化不全选用角质促成剂；角化过度则选角质剥脱剂，如硫黄制剂、水杨酸制剂、苯甲酸制剂等。

（4）根据自觉症状选择药物：如瘙痒剧烈可选用强效止痒药物，如扑尔敏、赛庚啶、西替利嗪片、依巴斯汀片类药物。

（5）使用外用药时患者要注意与医生的配合：医生应向患者详细解说该药物使用的方法、不良反应，以及出现不良反应时的应对办法，尤其是对敏感性皮肤、婴幼儿皮肤及皱褶部位的皮肤不应使用刺激性较大、浓度较高药物，应根据病情，采用合适的药物，严格掌握药物的适应证、不良反应及禁忌证。尽量避免不良反应的发生。

10 什么是皮肤病的自觉症状？

自觉症状是指患者自己主观感觉到的症状，主要表现为瘙痒、疼痛、麻木、灼热、蚁行感等。自觉症状常因致病因素、诱发原因、病情，以及个体敏感性的不同而有不同的表现。有些皮肤病仅有瘙痒症状，而有些则以灼热、疼痛为主，例如我们经常遇见的带状疱疹自觉以疼痛为主，单纯疱疹、丹毒有明显的灼热感觉，皮肤溃疡则瘙痒与疼痛同时出现。麻风病的皮肤自觉症状表现为以麻木为主；蚁行感则常见于老年皮肤瘙痒症及更年期综合征

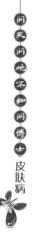

等；而瘙痒则是皮肤病最常见的自觉症状，所以人们通常把皮肤科大夫称为"挠痒痒"大夫。

11 皮肤瘙痒到底是怎么一回事？

瘙痒的感觉很难用语言表达清楚，医学解释说，瘙痒是一种引起搔抓的独特不适感觉，是皮肤病和系统性疾病的常见症状。现代研究认为，它与触、压、温、冷等基本感觉均有关系，与痛觉的关系最为密切，瘙痒的个体差异很大，人体每个部位的痒感也不相同。中医认为："痒为痛之渐，痛为痒之甚，痛能胜痒"。

全身性瘙痒常从一处开始，迅速遍及全身，呈阵发性，尤以夜间为甚。有时瘙痒呈游走性，饮酒、情绪变化、气温、食物、搔抓或者摩擦，甚至某种暗示，均可使瘙痒发作或者加重。由于反复搔抓，遂导致皮肤出现抓痕、表皮剥脱、血痂、色素沉着、湿疹或苔藓样改变等继发性皮肤损伤，严重时还可以引起继发性的感染。瘙痒还可干扰睡眠，致使患者出现头晕、食欲不振和精神抑郁，甚或因"瘙痒无度"而"痒不欲生"，也就是人们常常说的"痛可忍痒不可忍"。

局限性瘙痒常见于身体某一部位，也可同时数处发病，其中以肛周、外阴部最多见。此外，还有头部瘙痒、腿部瘙痒和外耳道瘙痒等等。中医学把瘙痒分为风痒、热痒、湿痒、寒痒、燥痒、虫痒、毒痒及血虚痒几类。

（1）风痒：表现为痒无定处，游窜不定，遍身作痒。因风性善行，游走不定，来无影去无踪，尤以头面、四肢为多，皮损呈干性，舌质红或淡红、苔薄、脉浮。如荨麻疹、皮肤瘙痒症、神经性皮炎等。

（2）热痒：其特点为皮疹色红、肿胀、灼热作痒，遇热加重，痒痛相间，舌质红、苔黄、脉数。如脂溢性皮炎、急性过敏性皮炎及毛囊炎、脓疱疮、疖痈、丹毒等化脓性皮肤病。

（3）湿痒：表现为丘疹、水疱、糜烂、渗液、浸淫成片，缠绵难愈。其病因为湿邪，湿性趋下，故发病以会阴、下肢多见。舌体胖大、苔白腻或黄腻、脉濡。淤积性皮炎、湿疹及接触性皮炎均属此类。

（4）寒痒：瘙痒常常在气候变冷、下雨、下雪、夜间发作或者加重，尤其是在冬天更为明显，伴有畏寒肢冷、大便溏稀、舌苔白厚等。如冻疮、雷诺病、寒冷性多型性红斑等。

（5）燥痒：患者多为老年人，也见于比较消瘦的人，尤其是到了冬天，气候干燥，汗液、皮脂腺分泌减少，皮肤也随着明显干燥，表现为干痒。如老年皮肤瘙痒症、寻常型鱼鳞病等。

（6）虫痒：其痒若虫行于皮下，部位不定，奇痒难忍，夜间痒尤甚。如疥疮、阴虱等。

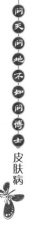

(7)毒痒:药毒、食物毒、酒精中毒等都可引起皮肤剧烈瘙痒。如疗疮初期疮顶有奇痒的感觉,是毒热未聚的征兆,疗疮后期疮顶部位瘙痒是毒热走散之象。

(8)血虚痒:表现为皮肤干燥、脱屑、瘙痒,日轻夜重。其因气血不足,肝失所养,肌肤失润,血虚生风化燥所致。舌淡或有齿痕、苔少、脉沉细。多见于老年性皮肤瘙痒症及大病、慢性病后期等。

12 皮肤为什么会产生疼痛?

疼痛系因疾病或创伤所致的感觉,为辨别伤害机体刺激强度的感觉。疼痛性的皮肤疾病包含有带状疱疹、单纯疱疹、急性淋病、红斑性肢痛症、皮肌炎、血管炎、雷诺病、丹毒、银屑病、结节性红斑、皮肤溃疡、鸡眼、皮痛症等。人体对痛觉的敏感程度不同,所以疼痛的表现也是各种各样的,有灼痛、刺痛、割痛、跳痛、剧痛、钝痛及电击般闪痛等。中医认为,疼痛多由气血壅滞、阻塞不通、不通则痛所致。疼痛部位固定多属血瘀,痛有定处;当情绪变化时加重或减轻多为气滞。常见的疼痛分为以下几种:

(1)寒痛:痛而畏冷,皮温不高,得热则减,温药热敷则痛缓解,如硬皮病、冻疮、雷诺病。

(2)热痛:痛而灼热,皮色鲜红,得冷则减,凉药冷敷则痛缓。如结节性红斑及丹毒、脓疱疮、疖痈等化脓性皮肤病。

（3）风痛：特点为痛处不定，发生急快，游走迅速。

（4）虚痛：特点为痛势和缓，无胀闷感，喜温喜按。

（5）实痛：痛势急剧，伴胀闷不适，拒按喜冷。

13 皮肤出现麻木不仁或烧灼感是怎么回事?

麻木是指身体失去痛、触、冷、热等种种知觉的无感觉表现。症状轻者仅有痛、触、温度觉的减弱，即感觉减退。中医认为麻木乃因气血不通、经络阻隔所致的肌肤麻木不仁；谓之气虚则麻、血虚则木；即麻为气不通，木为血不运，麻为木之轻，木为麻之甚，如麻风病。

烧灼感是皮肤表现出来的一种烫热的主观感觉，又称灼热感，可单独出现也可与瘙痒、疼痛等同时出现，如灼痒或灼痛。中医认为灼热多属于热毒或火邪侵犯皮肤所致，像带状疱疹、单纯疱疹、丹毒、脓疱疮之类的皮肤病等。近几年比较常见的一种女性面部皮肤病——激素依赖性皮炎，面部红斑、血管扩张和严重的烧灼感为其三大症状。

此外，其他自觉症状还有蚁行感、针刺感等神经障碍性、感染性皮肤病的表现。皮肤病出现的同时也可合并发热、畏寒、乏力、食欲减退及全身不适等症状，与内科疾

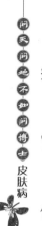
病相似。

 14 什么是他觉症状？他觉症状有哪些？

他觉症状是指可以看到或触摸到的皮肤或黏膜的损伤，又称皮肤损害，简称皮损或皮疹，是诊断和鉴别不同皮肤病的主要依据，分为原发性损害和继发性损害两大类。先来谈谈原发性损害。

原发性损害是指皮肤病在发生、发展过程中所产生的初期损害。或者说，是由皮肤病理变化直接产生的结果，包括斑疹、丘疹、斑块、风团、水疱、大疱、结节、脓疱及囊肿等。

（1）斑疹：是局限性皮肤颜色改变，既不凸起，也不凹下，是一种看得见而摸不着的皮肤损害。其常常表现为圆形、椭圆形或不规则形，边缘清楚或模糊。斑片是指较大（直径超过 3cm）的斑疹，其直径可达 15～20cm，如鲜红斑痣、白癜风。按有无炎症表现，将斑疹又分为炎症性斑和非炎症性斑两类。

①炎症性斑：是物理性、化学性或感染性因素的刺激使真皮内的血管扩张充血所致。炎症性斑呈鲜红色，压之红色消退，压力除去后又恢复原状。炎症性红斑可见于过敏性皮炎、接触性皮炎、麻疹、玫瑰糠疹、猩红热等。中医认为红斑多为血热所致。若红斑压之褪色者，还可

由气分之热或风热引起。红斑色淡、稀疏为热轻,色深、分布密集为热重。

②非炎症性斑:即非炎症性因素所致的斑疹,分为红斑,即非炎症性红斑,因皮肤血管扩张引起的,如鲜红斑痣、贫血痣等,多属血瘀或血虚。也可于生理情况下,当紧张、愤怒或羞愧时,出现的一过性面颈部的毛细血管扩张性红斑。色素沉着斑,如黄褐斑、黑变病及雀斑等,多属气血不和、肾虚、脾虚或肝郁气滞所致。色素减退斑又称白斑,如白癜风、白色糠疹。中医认为其多属血虚、血瘀、气滞或气血不和所致。人工着色斑,因皮内注入染料或火药爆炸植入所致,如纹身或炭粉沉着症。出血斑,由于血流进入真皮组织所致,压之不褪色,小者称瘀点,大者称瘀斑,如过敏性紫癜、血小板减少性紫癜。中医认为,其原因可由血分热盛、迫血外溢、积于皮下所致,或由脾不统血、溢于脉外所致,或因寒邪外袭、气滞血凝而成。

(2)丘疹:为直径小于1cm的局限、充实、隆起的浅表损害。颜色有紫红、淡黄、黑褐色等。病变常位于表皮或真皮浅层。其可分为炎症性丘疹和非炎症性丘疹。炎症性丘疹主要由炎症细胞浸润所致,常呈红色或暗红色。非炎症性丘疹多由细胞增生引起,可呈皮色或浅褐色,如扁平疣。丘疹的形状各异,多为圆形,也可为扁平形、多角形、锥形、脐状、蒂状及盘状等。斑丘疹,为介于斑疹与丘疹之间的稍隆起的皮疹。丘疱疹,为丘疹顶端有小疱

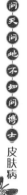

者;丘脓疱疹,为丘疹顶端有小脓疱者。中医认为,丘疹色红细密伴瘙痒者属风热,疹色红较大者属血热,疹色黯红而压之不褪色者多见于血瘀。丘疹色黯淡为气虚、血虚或血燥。丘疱疹和丘脓疱疹多属湿热或热毒。

(3)斑块:为较大的或多数丘疹融合而成的扁平隆起性损害,直径大于1cm者。皮疹呈圆形或不规则形,大小不一。常见于睑黄疣、肥厚性扁平苔藓、盘状红斑狼疮及银屑病。病因乃脾失健运、蕴湿不化、客于肌肤所致,也可由血热、血瘀引起。

(4)风团:是迅速出现又迅速消失,彼发此消,游走不定,剧烈瘙痒,消后没有痕迹的局限性水肿性扁平隆起的损害。损害大小形状不一,来得快,消失也快,颜色有红色、苍白色、正常肤色。中医认为白色属寒,病在气分,红色属热,病在血分。风团多为风邪或血虚所致,搔抓后皮肤出现红色风团或条索状隆起者多属血热。

(5)水疱和大疱:皮损为高出皮面的、内含液体的局限性、腔隙性损害。直径小于0.5cm者称为小疱,大于0.5cm者称为大疱。疱内的液体为浆液,呈淡黄色。疱液中含有血液时呈红色,称血疱。按病变的部位可分为表皮内和表皮下水疱。表皮内水疱壁薄,易破裂,为松弛性水疱。表皮下水疱壁厚,多为张力性水疱。中医认为,水疱和大疱都属于湿邪,疱周有红晕者为湿热,大疱伴有局部红肿者为湿热夹毒,皮色不变的深在性水疱属脾虚湿蕴或寒湿不化所致。

（6）结节：为可触及的、圆形、类圆形、局限性、实质性损害，皮损病变可深达真皮层或皮下组织。结节多由真皮或皮下组织炎性浸润（如瘤型麻风、结节性痒疹、结节性红斑）、代谢产物沉积（如结节性黄瘤）及肿瘤引起。肿块为较大的结节，其直径大于 2cm。中医认为，结节色红伴疼痛者为气滞血瘀，皮肤结节多为痰湿凝滞或痰瘀交结所致，结节伴有瘙痒者为风湿结聚。

（7）脓疱：为含有脓液的疱。由化脓性细菌感染所致，疱周有红晕。少数为非细菌性脓疱，如水痘、脓疱疮、脓疱型银屑病。中医认为其多由湿热或毒热炽盛所致，谓之热盛成毒。

（8）囊肿：为含有液体或黏稠物质和细胞成分的囊样结构。一般位于真皮或皮下组织中，有由上皮细胞组成的囊壁，多呈圆形或卵圆形，扪之有囊性感，如表皮囊肿、皮脂腺囊肿，痤疮的囊肿性损害及包囊虫病等。中医辨证多属痰湿。

 15 皮肤继发性损害有多少种？

继发性损害常因原发性损害演变或因搔抓、烫洗及治疗不当所致的皮肤损害。常见的大致有鳞屑、浸渍、糜烂、溃疡、裂隙、抓痕、痂、瘢痕、萎缩、苔藓样变等十余种

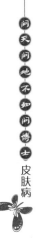

之多。

(1)鳞屑:指脱落或即将脱落的角质层,表现为大小、厚薄及形态不一的干燥碎片。在正常情况下,由于新陈代谢的关系,表皮角质层也在不知不觉地脱落。当皮肤出现炎症或角化过度、角化不全时,即产生鳞屑。如玫瑰糠疹、银屑病、鱼鳞病、毛发红糠疹及红皮病、鳞状毛囊角化病、盘状红斑狼疮等多种皮肤病均可产生多少不一的鳞屑,而且,这些皮肤病的鳞屑有重要的诊断价值和鉴别诊断的意义。中医认为,鳞屑发生于急性病之后,多属余热未清。当病呈慢性时,皮损基底潮红而起干燥鳞屑者为血热风燥;基底色淡而皮屑多者,为血虚风燥;鳞屑油腻多者属湿热。

(2)浸渍:指皮肤角质层吸收较多水分后出现的皮肤松软、发白,甚至起皱的状态,就是皮肤被水浸泡后出现变白、起皱的样子。浸渍处如受摩擦则表皮容易脱落,易继发感染,常见于浸渍糜烂型足癣、指间念珠菌病等。

(3)糜烂:指皮肤表皮或黏膜上皮的缺损,露出红色湿润面。糜烂多由水疱、脓疱破裂或浸渍处表皮脱落形成,愈后不留瘢痕。若糜烂面覆有较多脓液者属湿毒。糜烂面呈鲜红色,并伴有大量渗液者属湿热。糜烂面呈白色,淡而湿润者属脾虚湿盛所致。

(4)溃疡:是指皮肤或黏膜的深达真皮以下的缺损。溃疡形态、大小、深浅随病情不同而异,愈后有瘢痕形成。

溃疡面可有浆液、脓液、坏死组织或痂皮覆盖,多因感染、外伤或肿块破溃等所致。溃疡若红肿疼痛为热毒,表面肉芽水肿、色淡为脾虚湿盛,表面灰暗无泽、平塌不起为血虚。

(5)裂隙:也称皲裂,是指皮肤上的线条状裂口,多因皮肤慢性炎症、角化过度、皮肤失去弹性,加之外力牵拉等作用致使皮肤开裂,常发生于手掌、足跟、肛周及口角等处。中医认为:皲裂多属寒盛所致,也可由血虚风燥引起,谓之"燥盛则干,寒盛则裂"。

(6)抓痕:也称表皮剥脱,即线状抓伤。为搔抓或摩擦所致的表皮或真皮浅层点、线状缺损,常见于瘙痒性皮肤病。搔抓后皮肤表面可有血痂,愈后一般不留瘢痕。抓痕多由风盛、血燥、血热及血虚生风所致。

(7)痂:也称结痂,系指皮损表面的浆液、脓液、血液及脱落组织等干涸而成的附着物。由浆液形成的痂,呈淡黄色,较薄,多见于皮炎、湿疹的糜烂面。由脓液形成的痂,呈黄绿色或蜜黄色,较厚,多见于脓疱疮。由血液形成的痂,呈棕黑色,见于出血性皮损。浆痂属湿热,血痂为血热,脓痂常为毒热结聚。

(8)瘢痕:指真皮或更深层的组织缺损、破坏后由新生结缔组织修复而形成的损害。损害高于皮面者为增生性瘢痕,低凹于皮面者为萎缩性瘢痕。其平与皮面,不凹下,亦无凸起为平滑性瘢痕。中医认为瘢痕由瘀血凝结

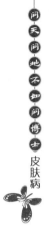

不化,气血不和所致。

(9)萎缩:指皮肤组织的一种退行性变化所致的皮肤变薄。萎缩可发生于表皮、真皮或皮下组织。表皮萎缩为局部皮肤变薄,呈半透明,可有细皱纹,正常皮沟变浅或消失。真皮萎缩为局部皮肤凹陷,皮肤表面纹理及颜色均正常,伴有皮肤附属器的萎缩,毛发变细或消失。皮下组织萎缩为皮下脂肪组织减少所致,其局部皮肤皮纹正常,但凹陷明显。中医认为,萎缩为脏腑衰退、气血不足、肌肤失养所致。

(10)苔藓样变:也称苔藓化,是指皮肤限局性浸润肥厚、粗糙变硬、干燥脱屑、皮沟加深、皮嵴突起等类似皮革样的表现,多因摩擦或搔抓使角质层及棘细胞层增厚、真皮慢性炎症浸润所致,常见于神经性皮炎、慢性湿疹等。中医认为,苔藓样变属于血虚风燥、肌肤失养,或为风湿凝聚,也可因气血瘀滞而引起。

16 哪些原因会引起皮肤干燥?

皮肤水分丢失,会导致皮肤干燥、失去光泽,常见的原因有以下几种:

(1)年龄增长:随着年纪增长,皮肤老化,皮脂腺萎缩,皮脂分泌减少,其保湿作用及屏障功能逐渐减弱。

(2)气温下降:冬季,皮脂和汗水的分泌都会急速减少,但由于空气干燥,使得皮肤的水分逐渐蒸发,皮肤的表面就变得更粗糙,抵抗力也会减弱。

(3)皮脂分泌不足:皮肤的表面由皮脂膜形成,可帮助肌肤维持适当的水分。一旦皮脂的分泌减少,就无法满足制造皮脂膜的需要,皮肤就会变得干燥。

(4)环境和化学因素:如洗衣粉、肥皂、洗洁精等洗涤剂及酒精等有机溶剂,以及长时间处于空调环境等。

(5)饮食习惯:极端的减肥及偏食也会使皮肤变得干燥。当皮肤无法得到充分的营养素时就会失去弹性,使皮肤变得干燥而脆弱。

(6)睡眠习惯:睡眠不足会使身体受到相当程度的伤害,血液循环也会变差。当健康失去平衡时,肌肤就会没有活力,容易产生干燥及粗糙的现象。

(7)沐浴习惯:过于频繁洗澡、使用过热的水、刺激性的香皂或清洁剂洗澡,过度搓洗,减少了皮肤正常的油脂,使肌肤水分很容易蒸发掉而形成皮肤干燥。

(8)其他:在有些情况下,皮肤干燥是"鱼鳞病"的一种表现。鱼鳞病的表现是皮肤干燥、有鳞状皮屑,偶尔还会发红,并且同时还会出现手掌和足底变厚的现象。如果怀疑是鱼鳞病,最好去医院皮肤科确诊。

皮肤病的一般常识

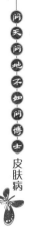

17 皮肤黄染属于哪一种皮肤病？

人体皮肤和黏膜发黄称为黄染。造成黄染的原因有很多,常见原因有以下三类情况:

(1)黄疸引发者:由于血清内胆红素浓度增高而使皮肤黏膜乃至体液(汗液、唾液等)及其他组织黄染的现象称为黄疸。血清总胆红素一般要超过参考高值的两倍才会出现明显的黄疸。其导致的皮肤黄染有如下特点:①黄疸首先出现于巩膜、硬腭后部和软腭黏膜上,随着血中胆红素浓度的继续增高黏膜黄染更明显时,才会出现皮肤黄染;②巩膜黄染是连续的,接近角巩膜缘处黄染轻、黄色淡,远角巩膜缘处黄染重、黄色深;③常常伴有深黄色小便等其他症状。

(2)胡萝卜素增高引发者:过多食用胡萝卜、橘子、橘子汁、南瓜等可以引起血液内胡萝卜素增高,当超过2.5g/L时会出现皮肤黄染。其特点是:①黄染首先出现于手掌、足底、前额及鼻部皮肤;②一般不会出现巩膜和口腔黏膜黄染;③血清中胆红素水平正常;④停止食用富含胡萝卜素的食物后皮肤黄染逐渐消失。

(3)长期服用含有黄色素的药物引发者:比如阿的平、呋喃类等药物也可以引起皮肤黄染。其特点是:①黄染首先出现于皮肤,严重者也可以出现于巩膜;②血清中胆红素水平正常;③巩膜黄染的特点是角巩膜缘处黄染重、黄色轻,离角巩膜缘越远,黄染越轻,黄色越淡,这一点是与黄疸的重要区别。

所以当皮肤出现黄染时,应尽早检查清楚,以免延误病情或引起不必要的担心。

18 皮肤病预防保健"八注意"是什么?

(1)选择饮食:皮肤病患者应忌食鱼、虾、蟹之类的海腥发物,禁食辣椒、生姜、大蒜、大葱、浓茶、咖啡、酒等刺激性食物或饮料,少吃动物脂肪。需要增加营养者可多吃动物肝脏、瘦肉、豆制品及新鲜水果、蔬菜等。如不注意选择食物,则会导致瘙痒加剧,反复发作,就会出现久治难愈的现象。由于每个人需要禁忌的内容不完全一样,最好通过过敏原检查后,因人而异来确定。例如痤疮患者应少吃动物脂肪、辣椒、糖、酒、油炸及烧烤类饮食。神经性皮炎要禁食辣椒、浓茶、咖啡、酒等刺激性食物。

(2)避免摩擦:如果衣裤过小、过紧、布质过硬,就会经常摩擦、刺激患处皮肤,加重某些皮肤病,如白癜风、银屑病、神经性皮炎、色素痣等。神经性皮炎在摩擦刺激后皮损会加重,白癜风、银屑病等摩擦、刺激后会出现同形反应,色素痣摩擦、刺激后会引起恶变。

(3)适当淋浴:经常洗浴,清洁皮肤,去除污垢。水质

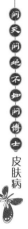

要软,洗涤用品要温和无刺激,少用或不用肥皂及浴液以免损伤皮肤。皮肤干燥、不耐刺激的患者,最好少洗澡。洗衣时,不要用碱性大的洗衣皂。而皮脂鳞屑较多的皮肤病,如银屑病患者则可适当洗得勤一些。

(4)切忌搔抓:不断地搔抓会使皮肤变厚、变硬、变粗糙。皮肤变厚又可加重瘙痒,结果使原来的皮肤病形成恶性循环,越抓越痒,越痒越抓,如湿疹、神经性皮炎不断地搔抓后引起皮肤苔藓化改变,致使疾病久治不愈。抓破的皮肤还会引起继发性感染。例如传染性软疣、脓疱疮等疾病常因手的搔抓而向全身蔓延扩展。

(5)切勿烫洗:有流水、渗液的皮肤损害处,切忌用热水烫洗。热水虽可暂时止痒,但过后却会因皮肤毛细血管受热扩张,导致渗液增加、瘙痒加剧、病情加重。

(6)勤换内衣:有皮肤病的患者应着棉布内衣及使用被单床单,皮肤病经常有渗液较多的症状,加上外用药物,常会弄脏衣物和被单,故应及时更换内衣和被单床单,使皮肤有清洁的环境,利于皮肤病的治疗及恢复。

(7)预防传染:有些皮肤病传染性极强,如传染性软疣、脓疱疮、头癣、疥疮、性传播疾病等。这些患者应自觉遵守消毒隔离制度,避免自身蔓延和相互交叉传染给别人。

(8)严防潮湿:潮湿、多汗可加速皮肤上霉菌、细菌等的生长繁殖,而且潮湿还是诱发许多皮肤病的重要因素。

所以湿疹、感染类皮肤病患者不宜睡在潮湿的地方,也不宜涉水、浸泡,洗澡也不宜过勤。否则可使慢性皮肤病转化为急性皮肤病,使患者的原有症状加重或合并感染。

19 皮肤保健"八养护"的具体措施是哪些?

(1)要想皮肤好,锻炼不可少。加强体育锻炼,做一些适合自己体能的有关活动,借以调节神经功能,改善皮肤的新陈代谢,增强皮肤的抗病能力。

(2)预防为主。普及皮肤养生保健知识,把防治皮肤疾病的知识宣传到千家万户,主动改善生活、工作和学习环境,尽可能地预防皮肤病的发生。

(3)保持乐观情绪,防止七情过激。要知道"喜、怒、忧、思、悲、恐、惊"称为"七情",对皮肤的影响非常大。斑秃、神经性皮炎、银屑病、白癜风及痒疹类瘙痒性皮肤病等都与情绪因素息息相关。

(4)有的放矢,预防皮肤病。瘙痒者避免搔抓,不用肥皂洗、热水烫和使用强烈刺激性外用药;对传染性的皮肤病应控制传播;对于过敏性皮肤病,在发病期间,迅速发现并远离致敏原;对职业性皮肤病,要改善劳动条件,搞好个人防护。

(5)有光敏性体质的人,不吃感光性水果,如芒果、菠萝;不食感光性蔬菜,如灰灰菜、芹菜、菠菜、莴苣、油菜、

皮肤病的一般常识

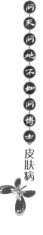

香菜、小白菜、芥菜等;不食感光性海鲜,如田螺。这些食物内含有光敏性物质,吃完后立即晒太阳,皮肤很容易被晒伤。在主食方面以全麦食品防晒效果最好,多吃绿豆稀饭,多食西红柿、土豆、胡萝卜之类的蔬菜,多吃西瓜、猕猴桃、草莓、橙子,喝柠檬汁。不用光敏性药物,要穿长袖衣服,打遮阳伞,避免遭受强烈日光暴晒。

(6)维生素对于防止皮肤衰老,保持皮肤细腻滋润起着重要作用。多食新鲜水果、蔬菜,用来补充人体必需的维生素。其中维生素E能够破坏自由基的化学活性,从而抑制衰老,还有防止脂褐素沉着于皮肤的作用。对于皮肤粗糙如鸡皮一样的患者,要补充维生素A,多吃橙红色的蔬菜和水果。白癜风患者要多吃土豆、芹菜和动物的肝脏,以增加铜元素。

(7)要做到"三早",即早发现、早诊断、早治疗。不要认为"皮肤小疾,不足为患"。实际上是小不治则酿大患。有些皮肤小疹子正是某些内部疾病的早期信号。要积极治疗原发疾病,做到防微杜渐。

(8)避免近亲结婚,做好围产期保健工作,怀孕时不喝酒、不抽烟,预防感冒,不乱服药。预防遗传性皮肤病的发生。

20 对皮肤病患者为什么强调清淡饮食?

现代的人们由于生活水平提高,饮食要求从温饱转为追求营养和享受,肉类也就自然成了餐桌上不可或缺的既营养又美味的食品。但是饮食失宜,过分地追求营养,又可以成为致病因素,导致许多"现代病""文明病"的出现。同样,食用肉类等食物,往往也在很多时候是诱发和加重皮肤病不可忽视的因素。

《黄帝内经》是中医学的经典之作,其中记载有:"高粱之变,足生大丁",简明地论述了过食肥甘对人体的损害。告诫人们要注意膏粱厚味对身体的不利影响,这种饮食习惯能使皮肤反复发生痈疽疮疡,如糖尿病足、发生于头枕背臀部的疖肿、毛囊炎等。

《黄帝内经》中还说:"病热少愈,食肉则复,多食则遗,此其禁也。""复"是反复,复发的意思;"遗"是病邪遗留,是说热病初愈,尚有余热仍未完全去除而伏藏于体内,而此时脾胃虚弱,胃气未尽恢复,患者如果饮食不节,则易积而化热与残余热邪相搏于内,或进食肉类等助热难化之物,均易引起残热复燃,导致病情反复不愈。

在中医看来,皮肤病多与热或火、毒有关。这是由于大多数皮肤病的发病,都与"热"有关,如皮肤的潮红、丘疹、肿胀、红斑等一般都由热邪所致;热盛化火成毒,则有

皮肤病的一般常识

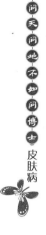

皮肤瘀斑、瘀点、瘙痒、疼痛或糜烂渗黄水、化脓等;热甚伤及阴液,生燥生风,则见瘙痒、脱屑、干燥等;热盛则油浮,则见皮肤多油、脱发等等。如果常食"膏粱厚味",或嗜好肉食类,则会助长引发皮肤病的热邪,而使病情加重。

所以,对皮肤病来说,更应在饮食上以清淡为主,对防止皮肤病加重或复发有着重要意义。

21 "忌口"对于皮肤病来说有哪些重要意义?

"忌口"就是忌"发物",预防旧病复发的意思。自古就有"内科不治喘,外科不治癣"之说,反映了皮肤病的顽固、难治容易复发的特点。所以,忌口,对于皮肤病确有重要的预防和治疗价值。

为了巩固疗效,减少复发,皮肤科医生不厌其烦地给患者嘱咐需要"忌口"。具体"忌"什么?那也是因人、因病、因地域环境、因季节不同而需要忌的内容各不相同。举例如下:

(1)湿疹、皮炎类皮肤病,特别是在急性期,皮肤出现潮红渗水等时,宜吃清淡的素食和具有清利湿热作用的食物。而且还要忌吃油腻性食物,以免生湿助湿,还应避免辛辣刺激和温热助火食物、荤腥发物类食物,如油煎炒炸的食物、烟与酒等。

(2)皮肤上有红肿疼痛、瘙痒症状时,为了减轻炎症和痒感,应禁吃和少吃鱼、虾等海味及鸡蛋、腌腊味、肉类、乳类、蚕豆、豌豆、笋类及其罐头食品等。前人就曾告诫过:"鸡、鹅、羊肉、蚌蛤、河豚、虾、蟹……海腥之属,并能动风发痒",所以也应不吃为好。

(3)对于脂溢性皮炎、青年痤疮、头皮胸部毛囊炎的患者,饮食应该禁忌肥肉、奶油等高脂肪食物,少吃酒、辣椒和糖果、蜂蜜,还应忌食荔枝、桂圆、大枣、橘子等易上火的食物,多吃新鲜蔬菜。

(4)神经性皮炎、皮肤瘙痒症等患者,皮肤剧烈瘙痒、干燥者,在饮食方面应尽量避免辛辣和含有香料的刺激性、兴奋性食物,对烟、酒、浓茶、咖啡等应禁忌。荨麻疹、接触性皮炎、面部激素依赖性皮炎等皮肤敏感患者,除了应避免接触致敏物外,还应忌吃鱼、虾、蟹、牛奶、蛋等腥发之物,以及酒、葱、姜、蒜、辣椒、芫荽、酒类等刺激食物。

(5)婴儿湿疹,一般是因为婴儿对鸡蛋蛋白、鱼和牛奶过敏所致。乳母可暂时少吃或不吃鸡蛋、牛奶、海味和辣椒等荤腥刺激食品。

(6)日光性皮炎需要忌食光敏性食物,如田螺、灰灰菜、芹菜和水果。

 22 游泳后沐浴可预防皮肤病,你知道吗?

选择游泳馆一定要观察其卫生是否合格,同时应自

皮肤病的一般常识

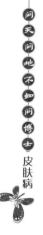

备毛巾、浴巾、拖鞋,游泳馆里其他人刚坐过的地方不要马上去坐。游泳时,最容易传染的疾病就是皮肤病和眼病,但在水中手癣、足癣是不会轻易传染的。游完泳后,病菌很容易残留在皮肤上,再加上游泳池常用氯制剂消毒,容易刺激皮肤,所以游完泳后要用有滋养成分的沐浴液认真洗洗。

此外,游泳池水中的大量的氯制剂会直接损伤头发,导致发质枯黄、干涩,所以游泳后一定要认真、仔细清洗头发,再用护发素加强对头发的滋润和保护。游泳后如果眼睛酸痛,可适当点些氯霉素、氧氟沙星类眼药水,鱼腥草滴眼液等,预防眼睛疾患。

有皮肤破损的人不宜进游泳池,以防继发感染,患有皮肤病的人最好不去游泳馆游泳。

23 感染性和非感染性皮肤病如何预防?

感染性皮肤病大多数是可以预防的。首先,应避免接触传染源,对患者和带菌者同时进行治疗,并做好家庭内外的消毒隔离工作。例如,性传播疾病绝大多数是由性接触直接传染的,除了给患者特效治疗外,对其性伴侣应同时检查,必要者亦给予相应的治疗。要求患者不但在家庭内做好消毒隔离工作,在社会上也应树立良好的生活作风和生活习惯。取缔卖淫嫖娼等不良社会现象。

疥疮、虱病常由人与人直接接触传染,如同室休息或亲密接触者,可由被褥、衣服等间接传染。患者和家人应分床睡觉,并做好被褥等的消毒工作。脓疱疮、疖痈等化脓性皮肤病除了直接接触可传染外,皮肤清洁不良或患有糖尿病等免疫功能低下的人群也可发生。足癣常是手癣、体癣、股癣的传染源,常因搔抓而传播。患者应积极治疗原发病灶,避免搔抓,杜绝自身传染。

非感染性皮肤病有的原因明确,如能查出致病因素,预防是可行的。有的原因不明或完全不明确,但避免其诱发因素也可使其病情缓解或不再发生。举例如下:

(1)变态反应性皮肤病,应尽可能查出患者的过敏物质(过敏原),避免反复接触致敏物质。接触性皮炎患者多因接触某些植物、化学物质或动物皮毛而发病,急性荨麻疹患者常因进食某些异性蛋白,如鱼、虾、蟹等而致病,药疹患者常因口服或注射某些药物而发病。均应根据病史和过敏性检测查明致敏原因后,告诫患者勿再接触或服用致敏物质。

(2)遗传性皮肤病,有家族遗传史,虽然病因明确,但无有效的治愈方法。应指导患者采取措施避免过敏的产生或加重。鱼鳞病为遗传性疾病的一种,患者在冬季应经常涂抹油性护肤产品,保持皮肤的润泽。而着色性干皮病的患者则需避免日光照射,即可避免病情加重。有严重的遗传病病史的患者应劝其不婚或婚而不育。

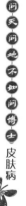

（3）瘙痒性皮肤病,如神经性皮炎、瘙痒症、痒疹等,应说服患者做到尽量避免搔抓,勿用水烫洗,不外用刺激性强的药物,勿饮酒、茶、咖啡等,忌食辛辣刺激性食物。

（4）职业性皮肤病,做好现场调查工作,改善工作环境、劳动条件和生产过程,做好自身保护措施。

（5）病因尚未完全明确的皮肤病,如红斑狼疮、银屑病、湿疹等,虽然病因不清,但某些诱因如药物、感染、精神状态、饮食等,往往能诱发或加重病情,应尽量避免。

（6）皮肤恶性肿瘤及先天性皮肤病,虽无好的预防方法,也应做到早发现、早治疗,以避免病情恶化。皮肤恶性肿瘤如黑色素瘤、鳞状细胞癌、基底细胞癌等向其他部位转移得比较慢,需要早期发现,早期诊断,彻底治疗。

24 老年人皮肤如何养护?

常听一些老年人形容自己的脸是"霜打的茄子,趟绒袄;秋后的苦瓜,晒干的枣。横竖是老天扒地,无可救药,护肤不管用"!其实这种自暴自弃说法并不正确,老人养护皮肤更有其特殊意义和重要性。人到老年,皮肤形态和功能自然会出现衰老的特征,如皮肤变薄、弹力降低、皮肤皱褶增多、加深、疣赘和色素斑频繁出现,有的老人还有皮薄如纸等皮肤萎缩现象。这些皮肤上的变化是自然规律,一旦形成是不可逆转的。但是延缓皮肤的老化是可以通过一定的养护达到的,除了合理地补充营养、服用充足的维生素、避免过度风吹日晒、保持良好的心理状态和生活环境等外,还应注意以下方面:

(1)及时清除皮肤排泄物。皮肤的代谢产物如脱落的皮屑、排出的皮脂、分泌的汗液,都是皮肤自身的排泄物,在皮肤表面被分解后,都可以刺激皮肤,引发某些皮肤病。因此,经常洗脸、洗澡保持皮肤清洁,对皮肤健康十分重要。清洁皮肤宜用温水,合适的水温是 41℃。肥皂也是清洁皮肤的主要用品。一般的皮肤用中性肥皂最适宜。用皂方法也很有讲究,将洗面乳或肥皂先在手掌中揉搓成泡沫状,再往面部涂抹,严禁长时间搓揉,尽快用水冲掉,避免碱性物质长时间刺激皮肤。

(2)加强皮肤锻炼,利用外界环境因素进行皮肤锻炼,是维护皮肤健康和预防皮肤病的重要措施。锻炼皮肤的方法有很多,如空气浴、日光浴、冷水浴等,都可促进皮肤血液循环,增强皮肤新陈代谢,加强皮脂腺的生理功能,增强皮肤的免疫力,预防皮肤病,延缓皮肤的衰老。

(3)另外还可经常按摩面部皮肤,按摩时双手一定要洗净,按摩时最好在脸上搽上按摩霜,按摩的力量要轻而柔和,一般以双手的食指、中指、无名指及拇指的指腹或用手掌进行按摩。按摩的方向要顺着皮肤与肌肉的纹路,由面部中心向两侧按摩。按摩的部位有,前额从中央向两侧按摩,上、下口唇周围从中央向两侧下颌按摩,上、

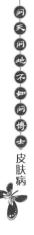

下眼眶从内侧向外侧按摩,颊部从鼻翼侧面向下颌按摩。一般每日按摩 1～2 次即可,每次 5～10 分钟。

(4)选用适合个人的护肤霜涂抹皮肤,可以滋润增白皮肤,减少皱纹,消除黑斑。切记不要用油脂含量高的油剂。

 25 哪些皮肤病用中药治疗效果好?

中医中药治疗皮肤病有着很多特色和优势,越来越受到皮肤界医生的重视,具有方法多、价格低、疗效好、副作用少、愈后不易复发等特点。以下这些皮肤病发生后首先要选择中医治疗:

银屑病、副银屑病、硬皮病、神经性皮炎、带状疱疹、湿疹、各种脱发、脂溢性皮炎、痤疮、酒糟鼻、唇部疾病、疣类皮肤病、头部穿掘性毛囊炎、虱病、疥疮、冻疮、手脚皲裂、结节性痒疹、皮肤瘙痒症、慢性荨麻疹、玫瑰糠疹、扁平苔藓、过敏性紫癜、雷诺病、结节性红斑、干燥综合征、白塞病、黄褐斑、黑变病、白癜风、冻疮、多形性红斑等。

有些皮肤病采取中西医结合治疗比单纯使用西药效果好得多,如系统性红斑狼疮、天疱疮、大疱性类天疱疮、皮肌炎、红皮病型银屑病、关节型银屑病、脓疱型银屑病等。

26 中医书上记载的牛皮癣和西医的牛皮癣相同吗？ "癣"是什么病？

两个"牛皮癣"其实指的是两种皮肤病，要根据症状分清疾病，不可混为一团。我们常说的"牛皮癣"，实际就是银屑病。中医称银屑病为"白疕""干癣"。中医书上记载的牛皮癣，一般指皮肤肥厚、状如牛皮的这类皮肤病，相当于西医的神经性皮炎。在1952年以前，西医把银屑病称为牛皮癣；1952年在上海的专业学术会议上专家一致同意更名为"银屑病"。直到现在人们经常说的"牛皮癣"指的还是"银屑病"。

中医所说的"癣"内容十分广泛，很多皮肤病都包括在癣的范围，对"癣"的解释：癣者，徙也，言其到处转移，状如苔藓，又指干疡的意思。凡是以鳞屑脱落较多为特征的皮肤病都可以包括在内，就包括了红斑、鳞屑为特征的皮肤病，如干癣（银屑病）、湿癣（钱币型湿疹）、桃花癣（单纯糠疹）；又包括真菌感染引起的皮肤病，如阴癣（股癣）、笔管癣（体癣）等。

27 中药如何煎煮？服中药有无讲究？

（1）煎煮中药有很多学问，首先要选择砂锅或砂壶，

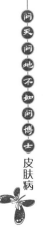

不能用铁、铜及铝等容器煎药。煎药时需要加多少水？这要看药的剂量大小,药的剂量大就多加一些水,药的剂量小就少加一些水,以所加之水超过药面一指许,含有附子的方药必须用开水煎外,一般使用冷水煎药,煎前先浸泡半小时以上。

(2)不同的药有不同的煎法,煎煮的时间是从沸腾时算起,沸腾前用武火,沸腾后用文火。1剂药煎2次混合后,再分早晚服用或遵医嘱服用。

①微煎:治疗感冒的中药多为辛散之品,含挥发性物质较多,因此不宜久煎,先用凉水浸泡后煮沸5分钟即可。

②久煎:滋补药需要文火慢煮,煎煮50分钟左右。

③先煎:珍珠母、龙骨、牡蛎等矿石类药需先煎30分钟左右。

④后煎:薄荷、苦参、大黄、玫瑰花、砂仁等要求后下,在其他药煎至离火前10分钟放入同煎。

⑤包煎:车前子、旋覆花等需要包煎,以免刺激喉咙。

(3)服中药有讲究,补益药宜空腹服,其他药一般宜半空腹服,就是饭后1小时左右。服药时需加热后温服,一般的药分早晚各服1次,但是,不同的疾病服药方法有所不同。

①隔夜服:主要指驱虫药,要求在睡前服一次,第2天早上空腹再服一次,以便将虫杀死排出体外。

②餐间服:即在两餐之间服用中药,避免食物对药物的影响,如治疗脾胃疾病的中药宜在两餐之间服用。

③睡前服:一般在睡前 15～30 分钟服用。补心脾、安心神、镇静安眠的药物以及有积滞、胸膈疾病等,服药后宜仰卧。

④饭前服:阴阳气血不足,需要使用峻补、大补,选择空腹服药,便于药物充分吸收,发挥最好的效果。

⑤饭后服:躯干以上尤其是头面部的皮肤病服药的时间一般在饭后半小时以上,因为治疗头面部皮肤病的中药多是花、草、叶类,质轻,其性上行,选择饭后服用以便发挥更好的作用。

服药期间一般需要禁忌生冷油腻及刺激性食物。具体内容应服从当时就诊医生的嘱咐。

28 足浴(泡足)对人体有哪些好处? 有无禁忌?

足浴就是用温水泡足。足浴疗法是采用药物煎汤,将其双足浸泡、洗浴及对反射区和穴位刺激,进行治疗疾病的一种疗法。在浸泡过程中除了水的浮力作用、水的静压力作用、水的液体微粒运动对足部的摩擦作用之外,还有水的温热作用、药物的外治作用和足反射区作用。俗话说:"要想身体好,经常泡泡脚"。民间谚语也常说:"洗个热水脚,等于吃补药"。春天洗脚,升得固脱;夏天

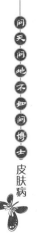
洗脚,暑湿可却;秋天洗脚,肺润肠蠕;冬天洗脚,丹田温灼。

医学上认为"脚为精气之根"。

(1)改善血液循环:足浴可以改善足部的血液循环,水的温热作用可扩张足部血管,增高皮肤温度,从而促进足部和全身血液循环。

(2)消除疲劳,防治神经衰弱,改善睡眠:足浴对人体的最大好处就是能够消除疲劳。足浴可通过促进足部及全身血液循环,加速血流,驱散足底沉积物和消除体内的疲劳物质,使人处于休息状态从而改善睡眠。

(3)调整血压:足浴可扩张足部及全身细小动脉、静脉和毛细血管,使自主神经功能恢复到正常状态,消除了失眠症,从而降低血压,缓解高血压的自觉症状。

(4)足浴还具有驱寒暖身、除湿减肥、活血通络、温中止痛、强身健体、增强免疫、养生美容、养神护脑等一系列保健作用。

(5)可以防治部分足部疾病:患有足癣的人泡足时在水里加点醋,不仅能治疗足癣,还可预防足癣的发生;如果足部经常发凉的人可以用花椒、艾叶等量煎水泡足;足部干燥、脱屑缺乏营养者,泡足时在水里加点牛奶;脾胃虚寒之人可以用生姜、肉桂、艾叶等量煎水泡足。

泡足的水温不能太热,以 41℃左右比较合适,水量以能没过脚踝部为好。

足浴对人体有那么多的好处,但是也有禁忌证,足部患有红、肿、热、痛等感染性皮肤病者暂时不能泡足;足部有外伤、溃疡、糜烂等症状者不能泡足。另外,幼儿、孕妇不宜用药物泡足。

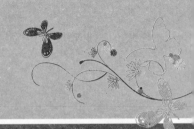

常见皮肤病的治疗

 29 带状疱疹是怎么回事？如何治疗？

带状疱疹是一种急性疱疹性皮肤病，由水痘-带状疱疹病毒引起。因其常发生于腰胁间，故中医又称"缠腰火丹""缠腰龙""蛇串疮"等，其他部位也可发生。本病好发于每年的春冬季节，中老年人多见。有的突然发生水疱，有的发病前先有局部皮肤感觉过敏或疼痛感，并且伴有轻度发热、全身不适、食欲不振等先兆症状。患部先出现潮红色斑片，紧接着在红斑上出现多个簇集性水疱，水疱透亮，疱壁紧张，周围有红晕，水疱一般沿皮神经分布排列，呈带状。单侧发病，簇集性水疱群之间为正常皮肤。水疱有的在几天后化脓、破溃，最后干燥结痂，痂落后留下暂时性红斑，大部分不留瘢痕。

本病病程为3～4周，水疱发生在头部、手、二阴者疼痛特别剧烈，尤其是发生在头部，不仅疼痛剧烈，常常伴发病毒性面瘫、病毒性失明、病毒性耳聋、病毒性脑炎等。该病极个别人病情严重者疱疹泛发全身，伴有高热或其他并发症,如不及时抢救,可致死亡。一般来说,本病有终身免疫特点。有极少数患者皮疹可见于全身,还有少数患者可发作2次以上。

带状疱疹的治疗原则为止痛、消炎、防感染。西医常采用抗病毒药物伐昔洛韦、更昔洛韦类、阿糖腺苷、干扰素等治疗,效果不错。止痛可用布洛芬、西咪替丁片、甲钴胺、维生素 B_1 等神经营养药。早期在没有禁忌证的情况下,可根据临床症状适当应用糖皮质激素类药物,以减轻因炎症反应对神经的破坏,有助于缓解疼痛症状和减少后遗神经痛的发生。发生于眼结膜部者可用0.1%阿昔洛韦滴眼液,影响视力者可请眼科进一步诊治。发生后遗神经痛者可使用止痛药、做神经节封闭。局部早期以红斑、丘疹为主者,可用应用炉甘石搽剂、阿昔洛韦软膏,破溃后可涂抹氧化锌油或百多邦软膏外涂。

根据临床治疗经验,中医对带状疱疹后遗神经痛的治疗有独到之处,应尽早选择中医治疗。尤其是中老年患者,皮损完全消退后,仍疼痛不止,这是因为患者平时体质较差,有的患者病后未及时治疗,以致疼痛持续数月或更久。

带状疱疹早期,如果疱疹发生在躯干以上、头部,患者体质较好,出现便秘,舌质红苔黄,脉弦滑有力,可以龙胆泻肝汤加地龙10g,薏苡仁20g,板蓝根20g,元胡10g,全虫5g。如果疱疹发生在身体任何部位,以水疱或大疱

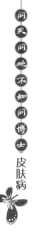

为主,而患者体质较差,纳少便稀,舌淡苔白厚,脉沉滑无力,则以除湿胃苓汤加薏苡仁 30g、元胡 10g、全虫 5g,每日 1 剂,水煎饭后服。

局部使用中成药六神丸、梅花点舌丹、紫金锭、南通蛇药片、季德胜蛇药片、云南白药等,选择一种研末用醋调涂于患处。这些都是外用治疗带状疱疹非常有效的方法。

带状疱疹后期,疱疹已消,疼痛不减,多数为瘀血阻滞经络引起,以活血化瘀、通络止痛为主。发生在头部者以通窍活血汤加减治疗,发生在胸胁部以血府逐瘀汤加减治疗,发生在四肢以桃红四物汤加减治疗。适当加入制乳没、全虫、蜈蚣、元胡、白芍、丝瓜络等药。如果病位在胸背部,可加瓜蒌壳、薤白等;疼痛剧烈者可以加入制马钱子 0.6g。如果病情较久,隐隐作痛者为气血两虚,选择八珍汤加味治疗。

另外,针刺、拔罐是中医治疗带状疱疹的有效方法,从发病的早期开始使用,到疼痛消失为止,是止痛的好方法(根据作者经验,屡试不爽)。

30 水痘有哪些临床表现?如何治疗?

水痘是一种发病急、传染性很强的皮肤病,由水痘-带状疱疹病毒引起,儿童和成人均可发病,以学龄前儿童为多发。易感儿发病率可达95％以上。可经飞沫或直接接触疱液而传染,可造成流行,故对患者需隔离至全部皮疹干燥结痂脱落为止。

本病的潜伏期为两周左右,疹子初起为小红点,迅速变为透亮水疱,约为半个米粒至绿豆大,水疱呈半球形,疱液混浊,疱壁周围呈圆形红晕,数目多少不定,有痒感。以躯干以上尤其是头面部最易发生,常常成对出现。每个水疱经5～7日干燥结痂,皮疹分批出现,此起彼落,在同一时期、同一部位,丘疹、疱疹、干痂并见,即所谓:"老、中、少三辈同济一堂",病程一般3～4周,若无继发感染愈后不留瘢痕。有终身免疫力,也可在多年后感染复发而出现带状疱疹。

成人发生水痘的也不少见,而且症状比较严重,发热、头痛等合并症比较多,因此需要住院观察,对症治疗。

治疗时首先选择泛昔洛韦或更昔洛韦类,根据患儿年龄大小使用相应剂量,口服、注射均可,使用5～7天;对重症大疱型出血型、坏疽型新生儿水痘,可加用阿糖腺苷、干扰素等;对免疫能力低下的播散性水痘患者、新生儿水痘或水痘性肺炎、脑炎等严重病例,应及早采取综合措施,中西医结合治疗。

瘙痒剧烈者可用抗组胺药物如扑尔敏或西替利嗪类,局部使用更昔洛韦类软膏或炉甘石洗剂涂抹。高热时可用退热剂,但不宜使用水杨酸制剂(如阿司匹林)

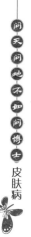

退热。

中医治疗：中医认为本病因时行邪毒侵袭，并内蕴湿热，两相交搏，外发肌表所致。治疗以清热、解毒、利湿为基本原则。早期水痘未全出来时用升麻葛根汤辛凉解表透疹；水痘全出来后辨证为风热轻证或风热夹湿者：表现为发热、轻嗽、流涕、痘形红润、分布稀疏、泡液澄清明亮，伴有瘙痒、纳差、二便调和、舌苔薄白、脉浮数。药用连翘、银花、竹叶、牛蒡子、白茅根、甘草、防风、蝉蜕、滑石等。

辨证为热毒重证或湿热炽盛者：表现为高热气促，唇红面赤，精神萎靡，水痘稠密色紫暗，痘浆混浊不透亮，甚至口腔亦见疱疹，伴有口干口渴，大便干结，小便短赤，舌苔黄厚而干，脉洪数或滑数。药用野菊花、蒲公英、地丁、银花、连翘、黄芩、生地、黄连、石膏、薏苡仁、芦根等。剂量使用多少可根据小儿年龄大小而定。每日 1 剂水煎 2 次混合后早晚饭后分服。

31 儿童患水痘后应该如何护理？

水痘护理原则上应该有下列几点：

（1）忌食辛辣刺激油腻食物，以免"上火"、加重病情。忌食荔枝、桂圆、大枣、橘子等热性水果，也不宜吃狗肉、羊肉、鸡肉、鸡蛋、肉桂、生姜、大葱、大蒜、洋葱、韭菜、辣椒等食物。

（2）饮食宜给予易消化、富含维生素的流质或半流质；蛋白质的摄取应该足够，以提高抵抗力，多以豆类为好，如豆浆、豆腐脑等。

（3）内衣要经常更换，以柔软纯棉质为好。患儿的居室要通风，被褥、衣服和用具可采用紫外线、暴晒和煮沸等措施进行消毒。患儿皮肤要保持清洁，不要洗澡过勤，要勤洗手，剪短指甲，不要乱抓痘疹。

（4）应多卧床休息，适当且充足地补充水分。

（5）注意病情变化，如发现出疹后持续高热不退、咳喘，或呕吐、头痛、烦躁不安，或嗜睡、惊厥时应及时送到医院诊治，预防合并发生肺炎、脑炎等并发症。

32 "瘊子"的种类有哪些？又是怎样发病的？

瘊子，现代医学称为疣，是发生在皮肤表面的赘生物，因其形态及发病部位不同而名称各异。发于四肢伸侧、指头、头面部等处，突出皮肤，表面粗糙如菜花者称寻常疣；发于颜面、手背、前臂等处的扁平丘疹，表面光滑者叫扁平疣；生于足底部的叫跖疣；发于外生殖器和肛门等部位的叫尖锐湿疣；发于脖子周围、腋下及眼睑部如细软丝状突起者叫丝状疣；发生于指（趾）甲周围的称为甲周疣；发生于指（趾）甲下面的称为甲下疣等，不一而足。现

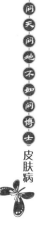

代医学认为：不同名称的疣是由不同类型的人类乳头瘤病毒所引起的皮肤疾病。这类病毒只在人身上生长，主要通过接触传染，也可自身扩散，有不少人患病后可不治自愈。人在免疫功能低下时可患本病，所以干扰素、胸腺肽类可治疗本病。提高自身的免疫力是非常重要的。

33 疣类疾病如何治疗？

（1）传染性软疣：可以使用二氧化碳激光或微波、冷冻治疗。亦可皮肤常规消毒，用消毒镊夹住疣体，将软疣小体全部挤出，然后用 2.5％碘酊充分涂抹，压迫止血。小儿患者可用木贼、香附、板蓝根、连翘、山豆根各 30g，蜂房 10g，煎浓汤待温后擦洗，每日 1～2 次（经验方）。

（2）扁平疣、寻常疣、甲周疣：可用干扰素、卡介苗素注射；选择他扎罗汀凝胶、干扰素凝胶、维 A 酸乳膏或咪喹莫特乳膏等外涂，有一定疗效。亦可根据疣数目多少选用激光汽化或液氮冷冻治疗。

（3）丝状疣：首选二氧化碳激光疗法；跖疣可使用中药浸泡法：香附、木贼、板蓝根、连翘、土贝母、山豆根、威灵仙各 30g，鬼臼 20g。每付加水 2000ml，浸泡 40 分钟后煮沸 20 分钟，滤渣取汁待温浸泡患处，每日 2 次，每次 30 分钟以上。快者 1 周见效，慢者月余即愈。亦可用于其他疣病的治疗（经验方）。

(4)疣类疾病内服方:磁石、赤芍、牡蛎各 30g,珍珠母、代赭石各 15g,红花、桃仁、郁金、白僵蚕各 9g,蜂房 12g,每日 1 剂,水煎服。

(5)另有一种治疗疣病有效的外用药:该产品是由中国科学院研制、北京派特博恩生物技术开发有限公司生产的纯中药制剂,由鸦胆子、蛇床子、金银花、大青叶、苦参和白花蛇舌草等 20 多味中药组成,主要用于皮肤的各种疣和黏膜部位尖锐湿疣的治疗。该药通过细胞毒性作用抑制瘤体细胞增殖、剥脱瘤体细胞,并对 HPV(人类乳头瘤病毒)有抑制和杀灭作用。该制剂有两种,治疗发生在皮肤的各种疣使用伊可尔:用时以棉签将原液外涂于疣体及其周围区域,每日早晚各 1 次,每次可反复涂药 3 遍,以使皮损部位充分吸收。对疣体较大或面积较大的可用湿敷方法,每次 15 分钟,连续 3 天、停药 4 天为 1 疗程。停药期间涂抹"沙棘籽油"以促进创面愈合。对于多次激光治疗后反复发作的尖锐湿疣使用派特灵治疗。①方法同上;②待疣体脱落创面愈合后,再重复 3~4 个疗程,以进一步清除亚临床病毒;③为预防复发,可用 4~6 层纱布浸透药液 50 倍稀释液湿敷或反复清洗原损害部位,每次 10 分钟左右;腔道内可保留灌洗,每次 10 分钟左右。第 1 个月每日 1 次,第 2、3 个月每 2 天 1 次。该制剂比较安全,不良反应较少且轻,涂药后可出现轻度红肿、糜烂与疼痛,极个别患者有灼热或痒感,该药无全身

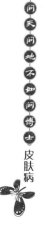

性不良反应。据作者的临床观察经验和患者的反馈信息,该制剂使用方便,去除湿疣的疗效明显,且不易复发,无明显不良反应,是目前治疗疣病的一种有效的新方法。

(6)疣类皮肤病的食疗方:

①醋鸡蛋方:鸡蛋5～10个,陈醋适量,先用针在蛋的小头端刺小孔数个,立即放入陈醋内浸泡7～10天,取蛋煮食,每天1个。

②黄豆芽煮熟淡食,1日3餐,吃饱为止,3天为一疗程,不吃其他任何粮食和油料,第4天改为普通饮食,仍以黄豆芽为菜。用本方法治疗疣病5例,治愈4例,1例未忌口而未愈。所举病例中1人患疣300余个,亦用此方法治愈。

③新鲜豆浆(纯大豆)300ml,每日1次,当作早餐,连用3个月。用本方法治疗1例泛发性扁平疣,皮疹于面部,手、脚对称发生,约数百个,使用此方法治疗6个月而愈。

34 手足口病的临床表现有哪些? 如何治疗?

手足口病是由肠道病毒引起的急性传染病,多发生于学龄前儿童,尤以3岁以下年龄组发病率最高。患者和隐性感染者均为传染源,主要通过消化道、呼吸道和密切接触等途径传播。全年均可发生,一般5～7月为发病

高峰。潜伏期:多为 2～10 天,平均 3～5 天。病程一般
为 7～10 天。

临床表现可分为普通病例和重症病例两种。

(1)普通病例:急性发病,发热,口腔黏膜出现散在疱
疹,手、足和臀部出现斑丘疹、疱疹,疱疹周围可有炎性红
晕,疱内液体较少。可伴有咳嗽、流涕、食欲不振等症状。
部分病例仅表现为皮疹或疱疹性咽峡炎。多在一周内痊
愈,预后良好。部分病例皮疹表现不典型,如单一部位或
仅表现为斑丘疹。

(2)重症病例:少数病例(尤其是小于 3 岁者),特别
是由肠道病毒 71 型感染引起,病情凶险,进展迅速,病死
率高。可在发病 1～5 天出现引起脑炎、脑脊髓膜炎、脑
干脑炎,导致脑水肿、颅内压增高,发生神经源性肺水肿、
循环衰竭时可在短期内危及生命。存活病例可留有后
遗症。

手足口病,属中医"湿温""时疫"等范畴。病因为湿
热疫毒,多因内蕴湿热,外受时邪,留于肺、脾、心三经而
成。外邪自口鼻而入,侵袭肺、脾二经,肺主皮毛,故初期
多见肺卫症状,如发热、流涕、咳嗽;脾主四肢,开窍于口,
手足口受邪而为水疱,口舌生疱疹、溃疡。临床可采用中
西医结合的治疗方法,可达标本兼顾,减轻症状、缩短病
程之效果。中医药治疗本病可采用辨证分型、辨病分期、
专方加减三种基本方法。

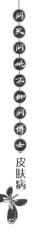

（1）大黄 3g，黄芩 6g，黄连 3g，五倍子 6g，薄荷 6g，水煎 50ml，分 2 次服。适用于普通型（心脾积热）见发热、无汗、手足口出现疱疹，其中口舌疱疹色红、疼痛剧烈，患儿流涎较多、纳差、不能进食、大便秘结、舌质红、苔黄腻。

（2）生甘草 10g，半夏 6g，黄芩 6g，黄连 2g，干姜 3g，柴胡 10g，藿香 6g，水煎 50ml，分 2 次服。适用于普通型（湿热交阻）见发热、无汗、手足口出现疱疹，口舌疱疹色黯红、疼痛不剧，腹胀、纳差、大便正常或稍溏、舌黯红、苔白腻或稍黄腻。

（3）大黄 3g，生石膏 20g，寒水石 10g，滑石 10g（包煎），赤石脂 10g，白石脂 10g，紫石英 10g，生牡蛎 10g，生龙骨 10g，干姜 3g，桂枝 6g，甘草 3g，水煎 50ml，分 2 次服。适用于重型（中枢神经系统感染）见发热、皮疹，高热、无汗、烦躁、嗜睡、易惊，或伴肢体痿软、瘫痪，舌红、苔白腻或黄腻。

重型加减方案：热势较盛，加用羚羊角粉；肢体阵挛重，加用薏苡仁、地龙、木瓜；便秘减赤石脂；腹泻减大黄，减生石膏用量，加用升麻、葛根；肢体软瘫，加用鲜地龙、秦艽、威灵仙、丝瓜络；后期热退减石类药物，以益气养阴、清热通络方法治疗。

35 什么叫真菌性皮肤病?

真菌性皮肤病也称皮肤真菌病,一般指浅部真菌病而言,是指由病原真菌侵犯人类皮肤、黏膜、毛发和甲等皮肤附属器所引起的一大类感染性疾病。

皮肤癣菌是真菌性皮肤病的主要致病菌,有红色毛癣菌、石膏样毛癣菌、絮状表皮癣菌、疣状毛癣菌、大小孢子菌等。此类疾病的共同特点是:发病率高、具有传染性、易复发或再感染。特别不合理、不规范的治疗会造成反复发作、反复治疗,极大地影响患者的生活质量。真菌喜欢温暖潮湿的环境,浅部真菌最适宜的温度是 22~28℃。当人体皮肤上有适合真菌生长繁殖的条件时,就容易发生癣病。常见的病有手足癣、甲癣、体癣、股癣、头癣、花斑癣、癣菌疹、叠瓦癣、念珠菌病。如有些人容易出汗,皮肤容易潮湿,如不及时擦净和保持干燥,容易感染真菌而发生花斑癣等癣病;所穿裤子过紧过厚不透气、长时间坐办公室,容易患股癣等癣病;经常穿胶鞋、皮鞋、运动鞋,如透气性差,脚部的湿度和温度增高,若再加上皮肤不干净,就极易发生足癣等癣病。而且,身体上如果有了一种癣病,还会通过自身传播而使其他部位也发生癣病。

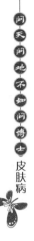

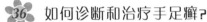

36　如何诊断和治疗手足癣?

手癣常由真菌引起,有传染性,瘙痒轻微,慢性病程。手癣一般仅一只手生癣,足癣则常常双侧都会发生。皮疹常只有丘疹或水疱,然后干燥、脱屑,手背癣常成环形或弧状,边界较清楚,常同时有甲癣,一般分为四种类型,即水疱型、糜烂型、浸渍型及干燥角化型。实验室检查可见菌丝及孢子。

足癣也叫脚气、香港脚,传染性大,并发症多,可继发化脓性感染、丹毒、淋巴结炎、淋巴管炎、蜂窝织炎等。足癣长期反复发作可合并慢性淋巴水肿(也叫象皮肿),使人无法参加活动,接近残废。

手足癣的治疗方法很多,轻者可将食醋用温开水稀释后浸泡患处,对真菌有明显的防治作用,常常获得很好的疗效,各型手足癣均可用食醋稀释后外涂。如果继发感染,就要找专科医生给予对症治疗,不可掉以轻心。手癣治疗可使用以下方法:

(1)土槿皮酊、硝酸舍他康唑软膏、克霉唑软膏、立灵奇软膏、兰美抒软膏、孚琪软膏、新脚气膏等均可选用,外用涂擦,每日数次。干燥角化型使用复方苯甲酸软膏外涂,1日数次。

(2)如有糜烂渗液者,可用野菊花、马齿苋、生地榆、苦参、黄柏各 30g,白矾 20g(化入)煎水 1000ml,待凉后加醋 30ml 浸泡患处,每日 1～2 次,每次 30 分钟(浸泡前可先把水疱刺破),有感染时可内服消炎药如强力霉素或红霉素等。

(3)足癣常用中药方:生地榆 60g,黄柏 30g,苦参 30g,苍术 20g,白矾 20g(化入),草河车 30g。水煎取汁待温加少量醋泡足,有很好的疗效(经验方)。

(4)手足癣验方:土槿皮 20g,雄黄 12g,陈醋 300ml,浸泡 1 周。以药醋液涂擦患处,每日 3～4 次,连用 1 周。方中土槿皮性辛温,有毒,有杀虫止痒的作用,雄黄有毒,功擅杀虫,三味均有很好的抗真菌作用,故此方治疗手足癣、体癣、股癣等效果特好。

37 甲癣很难治疗吗?

手指甲或脚趾甲变成灰白色,同时可见甲板增厚、变脆,或甲板中层蛀空或甲缘残缺不齐,中医称"灰指甲""油炸甲"。这是由真菌感染引起的甲病,即甲癣。大多数甲癣由手足癣感染而来。由于甲板致密,外用药难以透入,故各种癣病中甲癣成了最顽固难治的一种。而外伤、甲沟炎、肉刺、妊娠等常是甲癣的主要诱发因素。一般所说的"灰指甲"还包括其他一些甲部疾病,不一定全都是甲癣,只有结合手、足癣病史及实验室检查才能确诊

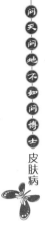

是否患了甲癣。甲癣应耐心彻底治疗,手部甲癣治疗约需 90 天,恢复正常得 180 天,脚部甲癣治疗约需 120 天,恢复正常得 270 天。常用的口服药有伊曲康唑、氟康唑、特比萘芬(疗霉舒)等,口服药使用前应化验肝肾功能,肝肾功能正常者方可给药,如果肝功能异常者忌用这一类药口服。

(1)土槿皮酊外涂治疗甲癣,方法简便,效果不错。

(2)刮甲法,每日先将病甲用刀刮薄,外涂 30％冰醋酸,每日 1～2 次,直至治愈为止,需 3～6 个月。

(3)凤仙花(又名指甲花)或凤仙花籽适量,加入白矾捣烂如泥,包在患病的指甲上,每日 1 次,1 个月左右即愈(经验方)。

(4)热敷药(医院制剂)水煮后取药液加醋 50g 浸泡病甲 40 分钟,然后用刀将病甲刮薄,再涂土槿皮酊类抗真菌药,每日 2 次。

38 头癣的诊断与治疗方法有哪些?

头癣是发生于头部皮肤和毛发的浅部真菌病,根据致病真菌和临床表现的不同,头癣基本分为四型,即黄癣、白癣、黑点癣和脓癣。

(1)黄癣:中医谓之肥疮,又称"秃疮",而在南方叫做"癞痢头"。主要在农村流行,多见于 7～13 岁儿童,成人和青少年也可发生。初起时为红色斑点，头皮发炎潮红，并有薄片状鳞屑，此后，形成以毛发为中心的碟形黄痂，称黄癣痂，为黄癣的重要特征，此时具有较强传染性，往往需要隔离治疗。该痂质如豆渣，容易粉碎，嗅之有鼠臭味，这也是本病的另一特点。相邻的痂，可互为融合，形成大片灰黄色厚痂，若刮去结痂，其下可呈潮红湿润面或浅在性溃疡，病久者，毛囊萎缩，毛发脱落，形成大片永久性秃发。头皮中央可残留散在正常毛发，头皮四周发际区通常不累及。一般无明显的自觉症状或伴轻度痒感。有糜烂化脓、继发感染时可伴发热、局部淋巴结肿大。自觉症状瘙痒，病程缠绵，除头部以外，面部、颈部、躯干及甲偶尔被波及。病情较重者还可引发变态反应，全身可出现皮疹，则称癣菌疹。

（2）白癣：多侵犯儿童，尤以学龄前儿童较多。头部皮损早期呈灰白色鳞屑性斑片，圆形或椭圆形，小者如蚕豆，大的似钱币，日久蔓延、扩大成片，多呈不规则形状。尔后在附近可出现一至数片较小的相同损害。脱屑斑一般无炎性反应，但亲动物性菌种常引起明显的炎性反应，甚至变为脓癣。患区头发一般距头皮 2～4mm 处折断，患处毛发靠近头皮的毛干外面外围可见白色菌鞘，这是因为真菌孢子寄生于发外形成，被视为本病特征之一，断发极易拔除。一般无自觉症状，偶有轻度瘙痒。白癣到青春期后由于头发皮脂分泌增多，内含的不饱和脂肪酸

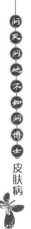

抑制了致病真菌,亦可不医自愈,愈后不留瘢痕。

(3)黑点癣:比前两种头癣少见,儿童及成人均可发病。头皮损害类似白癣,亦呈鳞屑斑片,但损害小而数目多,常伴不同程度炎症反应。由于毛根内充满成串孢子,病发往往露出头皮即行折断,其残留端留在毛囊口,呈黑点状,或留有1~2mm长断发。有些甚至一出头皮便断。这时观察患处头发仅见有黑点状的残留毛根,故名黑点癣。本病传染性较黄癣和白癣为弱。自觉痒或无不适感。病程缓慢,痊愈后少数留疤,头发部分秃落。本病至青春期有的可以不治自愈。

(4)除以上三种类型外,还有一种比较少见的脓癣,人类对这类真菌感染常有强烈反应。初起常为一群集性毛囊小脓疱,继而损害隆起,变成一圆形黯红色脓疱,边界清楚,质地柔软,表面的毛囊孔呈蜂窝状,挤压可排出少量脓液。损害可单发或多发。患区毛发容易折断秃落,残留的头发极为松动、易拔出,自觉症状可有轻度疼痛和压痛。附近淋巴结常肿大。有些患者还出现发热、倦怠、食欲不振等全身症状。愈后常有瘢痕形成,引起永久性脱发。

治疗头癣,目前仍以采取综合治疗方案为最佳,即采用"服、搽、洗、剃、消"治疗,可缩短疗程,提高治愈率。

口服药常选择灰黄霉素、特比奈芬、酮康唑、伊曲康唑等,根据患者年龄、病情轻重及肝肾功能等必须在皮肤科医师指导下使用,不能随便买药服用。疗程结束后复查真菌,以确定是否应继续服药。服药期间如能多进食脂类食物,或中药茵陈每日 30g 煎服,能促进药物的吸收,可明显提高疗效。合并细菌感染者可适当配合抗生素治疗。

对于小片病灶,仅使用外治药物及剃头与消毒处理即可治愈,不必要内服药物。

外用药方面,先用含有酮康唑、联苯苄唑的抗真菌药物洗发水或硫黄皂洗头,每天 1～2 次,洗后涂擦 5％水杨酸软膏、1％联苯苄唑乳膏等抗真菌外用制剂,搽遍整个头皮,每天 2 次,连续 2 个月。脓癣可外用土槿皮酊或其他复方制剂,外用抗细菌药液湿敷。有毛囊性脓疱者可加用 2％碘酊。

剃头与消毒,应尽可能把头发全部剪除,这对治疗的成败与否甚为重要。每周一次,皮损上的病发用镊子拔除并焚毁处理。患者使用的毛巾、帽子、枕套、床单、被套、梳篦等应经常煮沸消毒或以其他方式消毒灭菌,以免再感染。

预防头癣的发生比治疗更重要,头癣是传染性皮肤病,因此应避免与患癣病的患者直接接触。如果家庭成员中有人已经患病,更应重视提早隔离,避免家庭成员之间相互传染。避免与患癣病的动物接触,特别是猫、狗、兔等。家养宠物如有可疑癣病要及时处理。对托儿所、

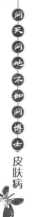

幼儿园、小学校、理发店等要加强卫生宣传和管理。

 39 体癣、股癣是一回事吗？如何治疗？

体癣是由真菌引起的，凡致病性真菌寄生在人体的光滑皮肤上所引起的浅表损害统称为体癣。股癣是体癣在阴股部位的特殊型，严重时会扩至会阴、肛周、臀部等处。中医称体癣为金钱癣或圆癣、雀眼癣、钱癣等，为接触传染，常由直接接触患者或接触患者污染过的澡盆、浴巾等引起，而多数是由患者原有的手足癣、甲癣、体癣等自身感染而来。体癣初起表现为局部皮肤发生红斑、丘疹或水疱等损害。水疱干涸后出现脱屑，并以圆圈形逐渐向周围扩大，同时皮损中央部分有自愈倾向，而使皮损呈环状或多环状，边缘隆起，界线清楚，形如铜钱，温暖潮湿的环境有利于真菌的生长和繁殖，故体癣常冬轻夏重，瘙痒明显。预防的关键是讲究个人卫生，提高免疫力，积极治疗原有疾病，如手足癣等。

治疗时以外用药为主，可先用黄柏、土槿皮、苦参、生百部、蛇床子各 30g，煎水待温后加少许醋外洗，再涂复方土槿皮酊、兰美抒软膏、1％克霉唑霜、1％益康唑霜、2％咪康唑霜、特比萘芬乳膏、布替萘芬乳膏等，任选一种，搽药范围应稍大于皮损面积，皮损消退后再坚持搽药 1～2周以巩固疗效，忌用激素类药。

40 白癜风的发病原因是什么？对人体健康有无影响？

白癜风是一种常见多发的色素性皮肤病。该病以局部或泛发性色素脱失形成白斑为特征，是后天性因皮肤色素脱失而发生的局限性或泛发性皮肤色素脱失症，为影响美容的常见皮肤病，易诊断，难治疗。中医学称之为"白癜"或"白驳风"。病因不清，精神因素、遗传、铜离子缺乏、日光暴晒、外伤等均与本病有关，全身各处均可发生。好发部位多见于面、颈、腰腹、前臂伸侧及手指背面等，多对称分布或沿神经节排列。春夏季节发展较快，冬季减慢或停止。日晒、精神创伤、急性疾病以及手术等严重的应激状态后皮损能迅速扩散，也有缓慢而间歇性地发展及长期稳定不变的病例。病程长短不一。一般无自觉症状，但暴晒后可产生潮红、疼痛或瘙痒感。本病的诊断是以皮肤变白，不同于肉色，大小形态各异，局限性或泛发性白色斑片为主要特点。此病世界各地均有发生，我国约有数万人发病，可以累及所有种族，男女发病无显著差别。

白癜风是一种常见的后天性色素减退性皮肤病，一般情况下对人体健康没有什么影响，仅有精神上的痛苦。但是在某些情况下可能会危及生命，如诱发皮肤癌、造成自卑等引起自杀，因此一定要引起重视、尽快把病治好。

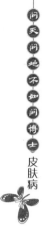

白癜风对患者正常的学习、就业、婚姻、家庭、社交等造成不同程度的影响;社会上有些人对白癜风患者有一定的歧视,导致患者自尊心受到打击,从而产生一系列精神方面的疾患。最新的医学研究证实,白癜风患者紫外线防御能力弱,皮肤癌的发病率比正常人要高很多;白癜风可诱发多种疾病,如恶性贫血、斑秃、银屑病、恶性肿瘤、支气管哮喘、类风湿关节炎和白内障等,以及并发甲亢等疾病。

41 白癜风有哪些有效的治疗方法? 能否治愈?

可选择使用口服的中成药有白癜风丸、浮萍丸、乌龙散、白蚀丸、驱白巴布期片。陕西省中医院皮肤病科于20世纪80年代对白癜风进行了重点研究,并研制出萍香丸、白癜康2号、白癜康3号,根据患者具体情况辨证分型内服,外擦白斑一擦净,结合表皮移植、308照射,以及中草药治疗取得很好的疗效。

白斑泛发者,可口服甲氧沙林片,肌内注射补骨脂注射液、驱虫斑鸠菊注射液,配合UVB照射等;白斑局限者可用卡力孜然酊、30%补骨脂酊外涂,配合308照射等,都会取得一定疗效或者治愈。

早期发生的对称性的白癜风可使用激素治疗,选择强的松等口服,局部注射去炎松混悬液或得宝松。

有一些食疗方对白癜风亦有一定疗效,可选择作为辅助治疗。猪肝1具煮熟,沙苑蒺藜60g炒黄研面,将熟猪肝切片蘸药面吃,1日服完,轻者1~2料,重者2~4料,屡试有效。黑豆60g,核桃5个,大枣5枚,槟榔10g,红糖30g,铜锅内煮熟服,每日1剂,直至痊愈(西安交大二附院皮肤科徐汉卿教授经验方)。

一般来说,白癜风通过对症治疗是可以治愈的。皮损在头面部位,面积小,病程短,容易治愈,而皮损在指端者,治疗较为困难。从我们所治疗患者的效果来看,大部分患者经过几个疗程治疗后,病情得以控制,白斑中心出现色素岛,并逐渐扩大盖满整个白斑,或白斑缩小继而消失。总之,白癜风患者对药物的敏感性各不相同,一种药物服用两个疗程无效时应替换他药,采取综合疗法,病程长,疗效慢。患者在治疗时,应树立信心,保持身心愉悦,科学膳食,避免皮肤受损和暴晒并且保证睡眠质量,才能有利于疾病恢复,早日脱离白魔的困扰。

42 玫瑰糠疹是一种什么病?应如何治疗?

目前认为玫瑰糠疹的发病原因与病毒感染有关。开始发病时常在上胸或颈项某处出现一块"母斑",约指甲盖大,甚至可达鸡蛋大小,1~2周后可于躯干、四肢近端部位相继出现大小不等的相同损害,称"子斑"。一般不

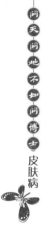

在头面及四肢远端出现。斑块为黄豆至指盖大小,呈圆形或椭圆形。初始呈淡红色,后逐渐变为淡棕色,边缘不规则,皮纹似皱纹纸样,并附着小量细糠状白屑,这些皮疹大多发生在胸部两侧,其长轴与皮肤纹理相一致,皮屑中心游离,边缘附着是其特点。多数人无症状,斑疹处痒感可有可无,可轻可重,个别患者有低热、头痛、全身不适、咽痛、关节痛等症。约 3 个月可不治自愈,个别患者可迁延半年以上,愈后一般不复发。皮疹消退后不留任何痕迹。

治疗时应首先选择中药,疗效好且费用低,常用以下经验方口服。消风汤加味,金银花 20g,连翘 15g,生地 20g,赤芍 12g,荆芥 10g,防风 10g,羌活 10g,独活 6g,白芷 10g,甘草 6g,紫草 20g,白茅根 20g,白鲜皮 15g,板蓝根 15g(小儿减量)。每日 1 剂,水煎两次混合后早晚分服。亦可选择西药扑尔敏、氯雷他定或左西替利嗪、依匹斯汀类止痒药口服,外涂炉甘石洗剂。一般 2 周左右即愈。

43 为什么说红皮病是一种严重的皮肤病?

红皮病又名剥脱性皮炎,是一种累及全身皮肤的红斑鳞屑性皮肤病。病因主要是因为药物过敏或继发于其他皮肤病和恶性肿瘤,部分发病原因不清。临床表现以全身皮肤弥漫性潮红、浸润、肿胀、脱屑为特征。急性期以水肿、渗出为主，伴恶寒、高热，皮疹为猩红热样或麻疹样，可迅速发展为全身性皮肤红肿、大量渗出、黏膜糜烂，重者侵及内脏。随病情的逐渐恢复，可表现为叶片状脱屑，手足部呈手套或袜套样脱皮，病情反复发作，伴有明显瘙痒。慢性期以皮肤浸润为主，皮肤潮红，脱屑较多。全身皮肤及黏膜症状较轻。但瘙痒较重，反复发作，病程较长。病程日久可引起毛发不同程度脱落，指（趾）甲萎缩、增厚、凹陷或反翘。部分患者伴有浅表淋巴结肿大，肝脾大，发热等症。本病病情重，死亡率较高，必须住院系统观察。采用中西医结合的方法控制住病情，然后对症治疗，逐渐恢复。

因病情比较严重，一般要求住院观察治疗。首先要找出病因，积极治疗原发病。特发性红皮病和红皮病型银屑病是较常见的红皮病，病程可长达数月至数年，且易于复发，患者应正确认识到这一点，静下心来好好治病。饮食应易于消化且营养丰富，多食新鲜蔬菜、水果、瘦肉、牛乳、鸡蛋及纤维素含量高的食品，合理搭配饮食，提倡少食多餐。保持口腔、眼睛及会阴部的清洁。内衣、被单要勤换，常清洗并消毒。

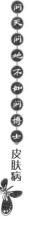

44 多形红斑为什么又叫猫眼疮？如何治疗？

本病的特点为多形性，有红斑、丘疹、水疱、大疱，起病较急，典型皮损为圆形或椭圆形水肿性红斑，中心紫红，呈虹膜状，极似猫的眼睛，光彩闪烁，故名猫眼疮。皮损小的如绿豆大小，大的可如鸡蛋，多见于面颊、耳廓、手足背、四肢远端，一般对称发生。春秋季好发，青年女性多见，有灼痒感。中医古籍描述道："猫眼疮名取象形，痛痒不常无血脓，光芒闪烁如猫眼，脾经湿热外寒凝"，此外，因"得此病常在二月八月，雁来时则发，雁去时便瘥"，因此本病中医还有"雁疮""寒疮"之名。

了解发病季节，结合典型皮损和发病部位，一般较容易做出诊断。但须注意，本病有轻型和重型、局限性与泛发性、皮肤型与内脏型之别。泛发性、内脏型的重症患者常常伴有高热、关节疼痛、头痛、乏力，甚至危及生命，要特别引起重视。出现以上重症应立即住院治疗。本病常规治疗如下：

内服抗组胺制剂如扑尔敏、枸地氯雷他定或左西替利嗪、依匹斯汀类止痒药口服，重症患者应口服强的松片，或用地塞米松注射液 10～15mg，加入 5％葡萄糖或生理盐水中静脉点滴。在外治方面未破溃者，可使用炉甘石洗剂或扑粉外搽，出现水疱、渗液、糜烂者用 3％～5％

硼酸溶液或0.1%雷佛奴尔液湿敷,氧化锌油外搽局部。

中医辨证属脾虚寒湿型者,治宜健脾除湿、温散风寒。药用当归、桂枝、党参、白术、陈皮、干姜各10g,黄芪、白芍各15g,细辛3g,吴茱萸3g,茯苓12g。每日1剂,水煎服。

因血热或风热而发者,治宜清热解毒、凉血祛风。用生槐米、生地、紫草根、车前草、丹皮各15g,板蓝根12g,丹参、白茅根各20g,赤芍、防风、陈皮各10g。每日1剂,水煎服。

消风汤加味:金银花30g,连翘15g,生地20g,赤芍10g,荆芥10g,防风10g,羌活10g,独活6g,白芷10g,甘草6g,白茅根20g,白鲜皮15g。每日1剂,水煎服。用于治疗症状比较轻一些的属于风热型患者(经验方)。

45 怎样防治昆虫类动物性皮炎?

春夏秋三季,昆虫皮炎多发,昆虫叮咬皮肤后,局部会出现丘疹、风团或瘀点,伴红肿、瘙痒,有时皮肤表面可出现水疱及大疱,皮损中心可见明显咬痕。自觉刺痛或灼痛,伴奇痒。可因搔抓后继发感染或引发局部淋巴管炎。常见的昆虫有蚊子、蠓、白蛉、跳蚤、臭虫、蜈蚣、隐翅虫、蜱、水蛭等。

在治疗时皮损广泛且瘙痒剧烈者,可口服盐酸非索

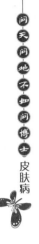

非拉定片或扑尔敏、左西替利嗪等。外涂炉甘石洗剂、名丹夫王软膏、龙珠软膏、夫西地酸钠软膏等。

亦可选择中药牛蒡子、苦参各 30g,水煎适量过滤取汁,待凉后涂擦患处,每日 3～4 次。

水蛭咬后,先用手轻拍被叮咬的皮肤周围,然后用米醋、白酒、盐水等涂擦叮咬处。

预防非常重要,在春、夏、秋季昆虫活动季节,可预防性喷洒杀虫药,讲究公共卫生和个人卫生,家中常备或随身携带风油精、清凉油。

46 疥疮是一种什么样的皮肤病? 如何防治?

疥疮是由疥虫引起的一种传染性很强的皮肤病。疥虫又称疥螨,种类很多,可感染人体,亦可寄生于兔、羊、狗、猫等动物身上。人群中传播途径最常见的是床铺和被褥,所以家庭和集体生活场所如学校等常有此病流行,少数因穿用患者的衣服,鞋袜甚至握手等方式传染。传播性极强,感染人群极广,大人、小孩、孕妇、婴儿都可以感染疥疮,各个行业都可以导致疥疮疾病传播。在潮湿之地最易生存。陕西的安康、汉中气候比较湿润就容易发病,故有"神仙难逃汉中疥"之称。疥虫有雄雌之分,体扁,椭圆形,黄白色,只有针尖大小,腹侧前后各有两对足。

疥疮好发于指缝、腕屈面、肘窝、腋前缘、脐窝、下腹及股上部内侧和外生殖器。婴幼儿皮肤嫩薄，任何部位都可以侵犯。所以婴幼儿患了疥疮很难与湿疹区别，容易误诊，要去医院找经验丰富的皮肤科医师进行鉴别。疥疮的发展规律正如俗谚说的："疥是一条龙，先从指缝行，周身缠三转，屁股扎老营。"其基本损害为针头大小丘疱疹，疥虫在表皮内掘有隧道，隧道长 0.5～1.5cm，弯曲，淡灰或皮色，指缝多见，末端有小水疱。在隧道末端的水疱内可找到疥螨或卵及粪便。表现为皮肤瘙痒剧烈，夜间尤甚。可因搔抓继发湿疹样皮炎、黄水疮或疖病。部分患者阴囊或阴茎上的皮损可形成绿豆至黄豆大小的褐红色结节，称为疥疮结节，经久难愈。

还有一种特别严重的疥疮叫"挪威疥"，这是1844 年首先在挪威被发现的一种异型疥疮，传染性极强，易发生于营养不良、身体虚弱的人或精神病患者，以及长期使用免疫抑制剂、皮质激素的患者。本型特点为头面、躯干、四肢广泛的红斑、鳞屑、痂皮，手足部尤甚，可形成疣状痂，甲变形，毛发枯落，淋巴结肿大，瘙痒较轻，在鳞屑、痂皮下可发现大量疥螨。疥疮如果得不到及时有效的治疗，往往会继发顽固的皮炎湿疹类皮肤病，更会加重疥疮患者的心理负担！

防治疥疮非常重要，患者的衣物、被褥用开水烫洗灭虫，一般在 50℃水中浸泡 10 分钟即可达到灭虫的目的；

常见皮肤病的治疗

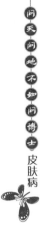

对于不能烫洗的,可放置于阳光下暴晒 2～3 日后清洗用。人与动物的疥虫可以互相传染,故家里有疥疮患者时,应预防宠物发病;如家里宠物得了疥疮,除及时治疗外,还要预防传染。

得了疥疮不要惊慌,只要就诊及时,一周就能治愈。20%(女性用 10%,小儿用 5% 的浓度)硫黄软膏外涂,全身外用,每日 2 次,连续 3 日,第 4 日洗澡更衣,两周后重复一疗程。使用时先将药膏涂在手心,两手合掌用力揉搓后再涂于皮损处。也可选择疥灵霜软膏或优力肤霜、1% 林丹,每日 2 次,连搽 3 日。

中药洗方:生百部 60g,蛇床子、川楝子、黄柏、苦参各 30g,苍术、白矾(后入)、槟榔各 20g,花椒 10g,水煎待温后外洗。每日 1～2 次(经验方)。

疥疮结节外洗方:生百部 60g,蛇床子、川楝子、威灵仙、山豆根、地肤子、苦参、槟榔、莪术各 30g,花椒 10g,水煎外洗,每日 1 次,5 日为 1 疗程。

47 怎样防治水蛭伤?

水蛭又名蚂蟥,为软体环节动物,常在稻田、水塘或浅沟中快速运动。水蛭能用吸盘吸附在人的皮肤上,然后口内细小的锯齿样牙齿刺破人的皮肤吸食血液,它的唾液中含水蛭素,有抗凝血作用,所含组织胺样物质可引起过敏反应。水蛭饱餐一顿可以吸入相当于自身十倍的血液。水蛭多咬伤小腿或足背处,起初痒感明显,紧接着疼痛,出现丘疹、红斑及风团,中心有瘀点,如用力撕下蚂蟥,则吸盘断在伤口内引起血流不止。取下水蛭的方法是,轻拍虫体,它会自然脱落。也可用食盐、酒或醋涂抹于虫体及吸附处,水蛭会松开吸盘而脱落。

采取有效的方法防治水蛭伤至关重要,下水田劳动或赤足涉水前涂抹防蚊油、烟油或穿长裤。水蛭不慎侵入阴道或鼻腔后,可在该处涂抹蜂蜜或香油,诱使其自动退出然后去除。也可用棉球浸 0.1% 的肾上腺素及 2% 盐酸普鲁卡因溶液,塞入鼻腔,使其麻醉,然后取出。被水蛭咬伤后轻者取清凉油、风油精、玉树油任选一种外搽;重者在南通蛇药片、季德胜蛇药片、梅花点舌丹、六神丸、紫金锭中任选一种,用白醋调成糊状外搽。亦可使用黄柏、萹草、野菊花各 30g,苦参 15g,煎水外洗;或用鲜韭菜适量洗净,捣烂如泥,外敷,每日 1 次。

48 什么是隐翅虫皮炎? 如何防治?

隐翅虫是甲虫的一种,属昆虫纲,鞘翅目,隐翅虫科,此类昆虫种类很多,已发现 250 种以上,其中的毒隐翅虫有致病作用。毒隐翅虫为蚁形甲虫,体长 0.6～0.8cm,头、胸、腹部为黑色和橘红色相间。在夏秋季节,毒隐翅

常见皮肤病的治疗

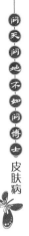

虫白天栖居于杂草或石下,夜间活动,有趋光性,入室后在灯下飞行,当跌落、停歇在人体或桌面等物体下,被拍打或捏碎时,体液接触皮肤或由拍捏毒虫的手带至别处而引发接触性皮炎,即所谓的隐翅虫皮炎。

皮损常发生于露出部位。搔抓或拍死压碎隐翅虫后,毒液释放,在接触部位出现点、片状或条索状红斑,伴痒,渐有灼热疼痛感。随后红斑上出现密集的丘疹、水疱,后发展为脓疱或呈灰褐色坏死,灼痛明显。在皮疹周围可出现鲜红色丘疹或水疱,搔抓后出现糜烂面。1~2周后脱痂而愈,留有色素沉着或浅瘢痕。皮疹广泛时可有发热、头痛、恶心、淋巴结肿大等全身症状。

若发生隐翅虫皮炎,出现较轻的皮炎反应后,立即用碱性肥皂液清洗或涂擦 10％氨水,以中和毒素,外擦炉甘石洗剂,也可将蛇药片用水或醋调匀外擦;如果症状比较严重,出现明显的红肿、糜烂面时,可用 1:5000 高锰酸钾或金银花、生地榆、野菊花、马齿苋各 30g 煎水冷湿敷。

皮疹广泛、症状严重者可口服抗组胺药如氯雷他定片、西替利嗪片、盐酸非索非那定片等;若有继发感染,应同时控制感染。

本病在预防方面,要搞好环境卫生,消除周围的杂草垃圾,以杜绝隐翅虫的滋生。安装纱窗、蚊帐防止隐翅虫进入。睡眠时应熄灭灯光。发现皮肤有隐翅虫时切不可直接捏取或拍击,应小心驱除,以免发生皮炎。

49. 蜂蜇伤有哪些症状？如何处理？

蜂的种类很多，其中雄蜂不蜇人，因为它没有毒腺及蜇针。蜇人的都是雌蜂（工蜂），雌蜂的腹部末端有与毒腺相连的蜇针，当蜂尾部毒针刺入人体后注入毒液，引起局部或全身反应。

蜂类毒液中主要含有蚁酸、神经毒素和组织胺等，能引起溶血及出血，对中枢神经系统具有抑制作用，还可使部分蜇伤者发生过敏反应。单蜂蜇伤仅出现轻微局部反应，蜇伤部位红肿、疼痛、有灼热感，也可有水泡、瘀斑、局部淋巴结肿大，多数于数小时至1～2天内自行消失。中央可见小黑点，多为刺伤点或毒刺存留部位，周围可有丹毒或荨麻疹样改变。全身症状一般不甚明显，但被群蜂多处蜇伤后往往症状较重，可出现头晕、头痛、寒战、发热、气喘、心率增快、血压下降甚至休克、昏迷等。蜂毒过敏者，可引起荨麻疹、鼻炎症状、唇及眼睑肿胀、腹痛、腹泻、恶心、呕吐，个别严重者可致喉头水肿、气喘、呼吸困难、昏迷，终因呼吸、循环衰竭而死亡。过敏反应是威胁患者生命的主要因素，是蜂蜇伤早期死亡的主要原因。

被蜜蜂蜇伤时，有蜂刺残留者，可用小针挑拨或胶布粘贴法取出蜂刺，用弱碱性溶液如2％～3％碳酸氢钠、肥皂水或3％氨水等外敷，以中和酸性毒素；黄蜂蜇伤则需

常见皮肤病的治疗

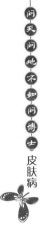

要弱酸性溶液如醋、0.1％稀盐酸等中和毒素以减轻疼痛。局部症状较重者可采用火罐拔毒和局部封闭疗法，也可局部用季德胜蛇药片加水少许研成糊状外敷或用鲜马齿苋、小蓟、蒲公英、紫花地丁、野菊花捣烂，局部湿敷。剧痛时可皮下注射度冷丁或用0.25％～0.5％普鲁卡因行伤口周围封闭。

有全身症状者，给抗组胺药或10％葡萄糖酸钙静脉注射，口服季德胜蛇药片；有过敏反应者，要联合皮质激素治疗；出现憋气、哮喘、喉头水肿或音哑者，可给予异丙肾上腺素，舒喘灵气雾吸入或给予喘息定10mg舌下含服，出现休克时应及时抢救。

50 为什么痱子多在夏季发生？如何防治？

痱子也叫粟粒疹。炎炎夏日，高温高湿，汗管口受感染而堵塞、破裂，或见于正出汗时使用凉水，致汗出不畅，过多汗液外渗到周围组织，引起炎症反应，出现皮疹，就是痱子。白色者称白痱，而红色者称红痱，红痱较常见。痱子继发感染可发生毛囊炎、疖子或脓肿。皮疹多见于额、颈、胸、背、肘窝和腋窝部。为针头大小，周围红晕，密集成片，丘疹顶部有时出现小水疱或脓疱，消退后结成细小痂皮，可因天热而反复发作，天气转凉可自愈。

发病后要积极治疗，外扑痱子粉或涂抹炉甘石洗剂，每日 2 次。中药可用银花、连翘、白茅根、香薷、藿香等水煎服,以清热、解暑、化湿。继发感染者外用夫西地酸乳膏涂擦。夏日多食绿豆汤,亦可用白茅根、地骨皮适量,煎水代茶饮。居室应凉爽通风,具有很好的散热作用,出汗时用温水擦洗,切忌使用凉水。勤洗澡,内衣要勤换,保持皮肤清洁干燥。

51 为什么会发生冻疮? 如何防治?

素体阳虚之人耐寒能力差,平时畏寒,四肢冰凉。这种特殊人群"耐夏不耐冬",遇到每年的秋末冬初以至来年春归,寒冷刺激皮肤使皮下动脉收缩,日久血管麻痹而扩张,静脉瘀血,组织缺氧,细胞损伤,毛细血管扩张,血管壁通透性增加,血浆渗入组织间隙,使皮肤出现局限性、瘀血性、水肿性红斑,此即冻疮的发生机制。初起患部为红色、紫红色水肿性红斑,大小不一,界线不清,压之褪色,遇热充血时可有瘙痒、烧灼和疼痛感。严重时出现水疱、大疱以至形成溃疡,愈后有瘢痕形成及色素沉着。皮损多见于手足、面颊和耳廓。

冻疮患者应重视预防,加强锻炼和补充营养,增强体质,促进血液循环,寒冷季节注意全身及局部防寒保暖。减少户外活动,讲究局部卫生,常搽防护油,积极治疗贫血及消耗性疾病,有条件者可去温暖的南方过冬。这些

常见皮肤病的治疗

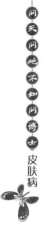

都是防止冻疮的有效措施。

发生后可内服当归四逆汤加味,当归 15g,桂枝 15g,白芍 30g,细辛 3g,炙甘草 6g,大枣 3 枚,黄芪 30g(小儿减量),水煎服,每日 1 剂,药渣可敷患处(笔者多年的经验方)。外用冻疮膏或 10％樟脑软膏,任选一种外涂。发生感染时用龙珠软膏或红霉素软膏外涂。肉桂皮 50g 加入 75％乙醇 500ml 浸泡 3～5 日,继而加入松香粉 100g,樟脑 25g 外涂,用于预防和治疗冻疮轻症。

52 手足皲裂是怎么回事? 如何防治?

各种原因导致的手足皮肤出现干燥或皲裂统称为手足皲裂,成年人多见。皲裂的皮肤常见干痛,影响生活和工作。与经常接触生水、肥皂等有关,女性多见,所以又称为"家庭主妇性皮炎"。中医认为本病为感受风寒风燥,气血不和以致血脉阻滞,皮肤失其濡养,皮肤枯槁而成。

现代医学认为本病由于手足、掌跖部皮肤角质层厚,弹性较差,并缺少毛囊和皮脂腺,冬季干燥寒冷时,缺乏皮脂的润泽和保护,皮肤易发生皲裂;其次,接触化学物质如酸、碱,遭受物理性刺激如干燥寒冷、摩擦等,真菌感染致皮肤角化过度,均能使皮肤失去保护能力而出现皲裂。另外,一些皮肤病如湿疹、鱼鳞病和先天性掌跖角化病也可出现皲裂症状,故患者应查清病因,才能有利于治疗。

临床表现,初起患处皮肤发紧发硬,随后皮肤干燥、粗糙、增厚、角化,失去弹性,继之可出现深浅不等的裂隙,纵横交错,日久裂口增多扩大,延及指趾等处,裂口深达真皮时,可有出血发生。秋冬寒冷季节易生本病。

在防治方面首先要查清病因,积极治疗原发病,如手足癣、湿疹、掌跖角化病、鱼鳞病等;保持手足部皮肤清洁,干燥,冬日注意保暖;洗浴后搽上油脂润肤,以保护皮肤,防止碰伤和摩擦。

治疗可选用泡洗药:地骨皮、黄精、生地、鸡血藤各30g,麻黄、白及、五倍子各15g,水煎泡洗,每日1剂(笔者经验方)。泡洗后外涂药物如复方苯甲酸软膏、10％尿素膏、5％水杨酸软膏、10％白及软膏,任选一种外涂,每日2次。

53 日光性皮炎及红花草疮是怎么回事？如何防治？

对紫外线过敏的人被太阳晒后,皮肤暴露部位出现的急性损伤性反应叫日光性皮炎,又称晒斑、日光红斑、日晒伤,以暴晒处发生红斑、水肿,甚至水疱为特征。好发于春夏季,儿童、妇女及从事户外工作或活动者多见。表现为暴晒后局部迅速发红,数小时后变成鲜红色水肿

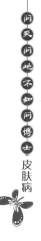

性斑疹,局部有瘙痒烧灼的感觉。轻者仅有局部发热而不出现红斑,约数天后,红斑及自觉症状消失。留有不同程度的暂时性色素沉着。严重者可发生水疱、四肢水肿,灼热疼痛,当与衣被接触时,难以忍受,皮肤干燥呈鲜红色,伴有畏寒发热、恶心、心动过速甚或休克等严重的全身反应。另一种现象是食用了芒果、菠萝等水果及灰灰菜、小青菜、芹菜类感光性食物之后又晒太阳,皮肤暴露部位出现的急性损伤性反应叫植物日光性皮炎,中医称为红花草疮。

防治日光性皮炎及红花草疮应重点掌握以下几点:

①避免日光直射过久,防暴晒;②经常参加户外活动,增强皮肤对日光的耐受性,穿长袖,打遮阳伞;③有日晒过敏史者,外出或活动时涂抹优质防晒霜。不吃感光性食物和蔬菜,一旦发生日光性皮炎要积极治疗,轻者可选用以下方法:

(1)麻黄 6g,生石膏 20g,青蒿 30g,地骨皮 15g,苍术、生草各 10g,生姜 3 片,大枣 3 枚,水煎,每日 1 剂,分 2 次服。

(2)金银花 20g,连翘 15g,生地 20g,赤芍 12g,荆芥 10g,防风 10g,羌活 10g,青蒿 20g,地骨皮 10g,白茅根 20g,野菊花 20g,生草 6g。水煎,每日 1 剂,分 2 次服(经验方)。

(3)西药可选择扑尔敏片、左西替利嗪片、依巴斯汀片、盐酸非索非那定片等口服；中成药可选择祛风抗敏丸、防风通圣丸等。局部用炉甘石洗剂外涂；或用黄柏、青黛各等份研成细粉，香油调敷患处；或用马齿苋汁：鲜马齿苋200g，洗净、捣烂、绞汁，等量米醋混合涂患处。

（4）新鲜绿豆适量，煮粥代茶饮，每日1～2次，每次200ml。

绿豆、青蒿、地骨皮各适量，先将青蒿、地骨皮加水适量煎煮后滤去药渣，再加入绿豆煮成粥服，每日2次，每次100ml。

绿豆、青蒿、白糖各适量，先将青蒿加水适量煎煮后滤去药渣，再加入绿豆煮成粥，入白糖服，每日2次，每次100ml。

春夏多食绿豆、西红柿、茵陈蒿等，对日光性皮炎有很好的预防作用。

54 接触性皮炎到底是怎么回事？

皮肤或黏膜接触某些外界致病物质所引发的皮炎称为接触性皮炎，这些物质包括动物的毒刺、毒毛，植物的叶、茎、花、果等，化学性的有金属制品、日常生活用品、化妆品、防腐剂、外用药物、杀虫剂、除臭剂、各种化工原料。本病的发病机制分为原发刺激和变态反应两种。病理组织主要表现为急性和亚急性炎症。皮炎常在暴露部位，

常见皮肤病的治疗

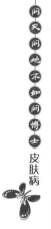

轻症时接触局部呈现水肿性红斑,或有针尖大小的密集丘疹,严重者可见大疱、糜烂、渗液,自觉痒痛,重症时有恶寒、发热、头痛、心跳加快等症状。长期接触弱刺激物或弱致敏物,尚不足以引起急性皮炎,而皮肤会逐渐变得粗糙,色素加深,肥厚,或苔藓样改变。本病有自限性,若脱离过敏原,处理及时得当,可在1~2周内康复,但再接触还可复发。通过过敏原检查试验,接触性皮炎可找到致敏原。

55 马桶皮炎与镍皮炎是怎么回事?

许多人往往在臀部、大腿后侧皮肤上反复出现红斑、小红疹,甚至渗水、脱屑,伴有瘙痒症状,且对称性出现,一般是由于使用马桶时,接触到马桶上的油漆或塑料所导致的,这就是马桶皮炎,本病属于接触性皮炎的一种。本病皮损局限于臀部及大腿后侧皮肤接触马桶坐边的部位,皮损表现也很典型,所以诊断不难。皮损常表现为接触部位对称性、弧形、条状水肿性红斑、丘疹或水疱,边缘规则整齐。转变为慢性时,皮损表现为红褐色浸润、增厚粗糙,皮损形态单一,自感瘙痒。

镍是人们经常接触的物质,常见含镍的物品如耳环、手镯、发夹、戒指、皮带、手表、别针、金属眼镜架、牛仔裤扣子、佩戴的金首饰等。镍有较强的致敏性,镍及其化合物主要通过过敏机制引起镍皮炎,是常见的一种接触性皮炎,属于迟发型变态反应。皮炎多发生于接触镍及其化合物1～2个月之后。接触部位发生红斑丘疹,伴糜烂、渗出性皮疹,慢性者呈苔藓样改变,剧烈瘙痒。由佩戴金属镜架后引发者,可称为"镜架皮炎";由佩戴金属表带而引发者,则被称为"表带皮炎"。接触含镍的钱币、门把手、水龙头也可发生皮肤炎症反应。夏季皮肤多汗,汗液中的氯化钠可与镍结合形成氯化镍,而且出汗时角质层含水量增加,可促进其吸收,而引起皮炎和湿疹等过敏反应,因此镍皮炎在夏季常发病或加重。

 56 治疗接触性皮炎有哪些方法?

本病治疗要求迅速脱离致敏物,避免再次接触致敏物质。

(1)全身治疗:选择扑尔敏、赛庚啶、左西替利嗪片、盐酸非索非那定片、维生素C等口服,用量可根据患者的年龄、病情等由医生决定。病情特别严重者可用强的松口服,待炎症减退后逐渐减量。感染者可选用抗生素口服或静滴,全身或局部外用抗生素软膏治疗。

①中成药可选用祛风抗敏丸、防风通圣丸、荨麻疹丸等。

②中药可选择白茅根、野菊花、生地各30g,蝉蜕、黄

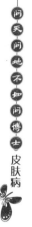
芩、车前草各 10g,白鲜皮、蒲公英、大青叶各 15g,甘草 6g,每日 1 剂,水煎服。

　　(2)局部治疗:皮损伴大量渗液糜烂者,用野菊花、黄柏、地榆、马齿苋、金银花各 30g,煎水滤渣取汁局部冷敷,或者选择 3％～5％硼酸溶液或醋酸铅溶液冷湿敷。

　　以红斑、丘疹为主者用如意金黄散、清黛油、六一散等冷水调敷,慢性皮炎可选择使用海普林软膏、乙氧苯柳胺软膏、氟芬那酸丁酯软膏外涂。

57 引起湿疹的常见病因有哪些? 有哪些临床表现?

　　湿疹是由多种因素引起的一种皮肤的炎症性反应,外在的因素、生活环境、潮湿的气候条件、紫外线、寒冷、干燥、多汗、搔抓、摩擦,以及植物、化学物质刺激等,还有日常生活所用的化妆品、肥皂、人造纤维均可诱发湿疹。有些食物也可使湿疹加重,内在因素如慢性消化系统疾病、胃肠功能障碍、精神紧张、劳累、失眠、感染及内分泌功能失调等,均可产生或加重湿疹症状。婴幼儿的湿疹常常与肠胃功能失调密切相关,具有"多形皮疹,剧烈瘙痒,对称发作,倾向渗出,病程慢性,容易复发"等特点。湿疹可分为急性、亚急性和慢性三类:

　　(1)急性湿疹:皮疹特点为对称发生的红斑、丘疹、丘疱疹、水疱等多形性皮损,边界不清,自觉瘙痒,易渗出,常伴糜烂、结痂等继发改变,好发于面、耳、手足、小腿等暴露部位,以及内脏与皮肤的自然开口处如口、鼻、眼、脐窝、肛门、生殖器、指甲等的边沿,愈后易复发。亚急性介于急性与慢性之间。

(2)慢性湿疹:多由急性、亚急性湿疹反复发作演变而来,部位以小腿伸侧、手足、肘窝、腘窝、外阴、肛周及下腹部为主。皮损为局限性皮肤浸润增厚,棕色或灰色。伴色素沉着,表面粗糙,覆有糠状脱屑,抓痛及结痂,有的患部如手足及关节处的皮疹易出现皲裂,慢性湿疹病程长,易反复发作。婴幼儿的湿疹常常发生在头面部,成人的湿疹又多见于下肢。

58 治疗湿疹有哪些有效方法?

在治疗湿疹时要根据病情的不同部位、不同年龄、疾病的轻重、不同阶段等采取不同的治疗方法,而不是所有湿疹使用一种方法治疗。

(1)局部治疗:

①急性期及亚急性期:以红斑、丘疹为主,无糜烂、渗液者,可外涂止痒剂如炉甘石洗剂、黄柏洗液、苦参洗剂等,每日2~3次;有糜烂渗液者,用3%~5%硼酸水或生理盐水冷湿敷;湿敷间歇期,外涂氧化锌油,亦可使用中药地榆、金银花、野菊花、马齿苋各等分,煎水取汁局部冷

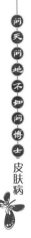

湿敷,每日 2～3 次。

②亚急性期:无糜烂、渗液,以结痂、脱屑为主者可选用肝素钠软膏、氧化锌软膏及焦油类软膏外涂,每日 2～3 次。

③慢性期:皮损粗糙肥厚、苔藓样变,可选择氟芬那酸丁酯软膏、乙氧苯柳胺软膏、除湿止痒软膏、尿素软膏等外涂,每日 2～3 次;并发感染者可用 0.5％黄连素溶液、0.1％雷佛奴尔液、2％雷琐辛溶液或 1∶8000 高锰酸钾溶液湿敷,还可用皮质激素抗生素混合制剂,如去炎松氯霉素霜外用,每日 2～3 次;如继发真菌感染,可联合外用抗真菌药物,如复方酮康唑软膏等。

(2)全身治疗:抗过敏药如扑尔敏、赛庚啶、依巴斯汀片、盐酸非索非那定片等,可任选一种根据病情轻重调整药量服用。儿童患者可在医生指导下选用药物,如盐酸左西替利嗪滴剂。可口服钙剂、维生素 C 等。

中医药治疗湿疹,疗效显著。急性泛发性湿疹属于肝胆湿热或者肝火实证者可选择龙胆泻肝汤加减治疗,效果显著,但是不能久服,病去七分就要更方。脾虚湿蕴型急性或亚急性的可用除湿胃苓汤、健脾止痒汤等加减,湿热浸淫型可用清热除湿汤,血虚风燥型(慢性湿疹)的用健脾润肤汤或当归引子加减治疗。

59 婴儿湿疹有什么特别之处吗?

中医称婴儿湿疹为奶癣、胎敛疮,多发生于哺乳期的小儿,属遗传引起的,对多种物质产生过敏的一种皮肤病。常在出生后一个月左右发病,病位主要在面部,特别是两颊部,最初是红斑,针头大小丘疹,随后可融合成较大水肿性损害,皮面有丘疹、水疱、脓疱、小糜烂面、潮湿、渗出。可结成大小不等痂皮,痂脱落后露出糜烂面或红斑,以后逐渐好转,有的皮损波及头皮,由于此病瘙痒剧烈,可引起小儿哭闹不宁。

急性泛发性婴儿湿疹有时候不容易与疥疮区别,婴儿皮肤娇嫩,患上疥疮后可以发生在头面部及全身,与成人发生在七个典型部位大不相同,笔者曾遇到两例患者,孩子均在五、六个月大小,其父母忙于事务无暇照护,吃、拉、睡全委托于保姆。婴儿患病后父母辗转数家医院,均以湿疹治疗数月无效,求治于余,一日唤得保姆查视,得见保姆患疥甚重,才知病由保姆传染所得,病因得以查清,诊断明确,患儿告愈。

 60 应如何有效安全护理与治疗婴儿湿疹?

(1)首先要注意小儿着衣、尿布要柔软,以棉织品最

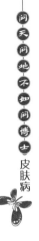

佳;避免局部刺激,不用较热的水,不使用肥皂、洗衣粉外洗,不用刺激性强的外用药;防止屋内灰尘,花粉等的吸入;勿食容易引起过敏的食物,饮食以清淡富有营养者为主;皮损未愈时,应避免感冒及各种预防接种。

(2)局部可用蓝科肤宁液喷在纱布上冷湿敷,每日3次,有很好的疗效。或者选择中药金银花、野菊花、地榆、马齿苋各等分煎水取汁冷湿敷,每日2次;外用选择肝素钠软膏、名丹夫王软膏涂擦,每日2次;尽量避免使用激素类软膏外涂,目的是防止反复发作,造成异位性皮炎。

(3)蛋黄油外搽也是非常有效的方法,脾胃虚弱的患儿最容易发生湿疹,可选用参苓白术散或片剂口服,剂量根据年龄大小而定。平时要注意患儿的肠胃功能,便秘、腹泻、积食、肠道寄生虫等都可以诱发和加重湿疹,应时刻注意。

61 治疗皲裂性、顽固性湿疹有哪些方法?

皲裂性湿疹以家庭主妇为高发人群,经常接触洗涤剂、碱性物质、油污的人多见。手部为好发部位,个别可见于足部,皮疹开始于手指末端,指尖干燥发红,渐向手掌弥漫。表面光滑发亮,有裂纹及干燥硬质性鳞屑,对称分布。有不同程度的粗糙、瘙痒感,病程缓慢,可随年龄增长而逐渐加重。有的顽固性湿疹表现为皮肤肥厚,色素沉着,粗糙、皲裂及疼痛感,有鳞屑或有苔藓样变化,瘙痒剧烈,久治不愈。

局部选择老鹳草软膏、龙珠软膏、名丹夫王软膏、丹皮酚软膏、肝素钠乳膏、除湿止痒软膏、氟芬那酸软膏、乙氧苯柳胺软膏、猫眼草软膏,选择1~2种交替外涂,每日2次。尽量避免使用激素类软膏外涂。常用的内服中成药有祛风抗敏丸、蒺藜丸(省中医院制剂)、乌蛇止痒丸、健脾丸等。

皮肤粗糙、皲裂严重,影响生活与工作者可用白芨、生地、马勃、黄精、鸡血藤各30g,生麻黄、艾叶各10g,水煎取汁待温加入白醋50g泡手足,每日1~2次,每次30分钟,有很好的疗效(经验方)。

 62. 应如何避免化妆品引起的皮炎?

随着生活水平的提高,不论是城市还是农村,使用化妆品的人越来越多。化妆品是指以涂擦、喷洒或者其他类似的方法,散布于人体表面任何部位(皮肤、毛发、指甲、口唇等),以达到清洁、消除不良气味、护肤美容和修饰为目的的日常化学工业产品,大多数情况下,指面部涂抹的化妆品。有人接触化妆品后出现皮炎,皮损局限于接触部位,界限清楚,轻者有红斑、丘疹等,严重者出现水肿、糜烂、渗液结痂。自觉局部皮损瘙痒、灼热或疼痛,停

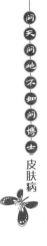

用化妆品后则皮疹可很快好转或痊愈。

有个别人使用化妆品后，原发病皮损可局限于接触部位，但可向周围或远端部位扩散，皮损形态多样，自觉瘙痒，可表现为皮炎、红斑鳞屑、头面部红肿、眼部发炎，手部等部位还可有荨麻疹样反应，有的人还会出现化妆品痤疮、化妆品光感性皮炎及化妆品性皮肤色素沉着。

化妆品引起皮炎，其原因有自身体质的也有化妆品质量及组成方面的。一般来说，要根据个人的皮肤特点选用优质且无刺激性的化妆品，不可盲目擦用高档的成分复杂的化妆品，有的化妆品内含有激素，长期使用，对人的皮肤更为无益，可引起皮肤萎缩、毛细血管扩张、面部色素沉着。因此尽量不要同时擦用几种化妆品，以免引起交叉过敏。

63 化妆品引起的皮炎应如何处理？

无论使用什么种类的化妆品，一旦出现皮炎，应立即停用，并及时清除皮肤上的残留化妆品，然后到医院皮肤科按皮炎、湿疹的治疗原则对症处理。局部可用 3％～5％的硼酸溶液冷湿敷，每日数次；也可用蓝科肤宁溶液湿敷，每日数次；口服扑尔敏、地氯雷他定、左西替利嗪类抗过敏类药物。

可选用中药外用：渗出多时以生地榆、金银花、野菊花、马齿苋、黄柏、芒硝（化开）各 30g 煎水取汁约 500ml 冷湿敷，每日 3 次，有很好疗效（经验方）。

 64 **为什么说化妆品是皮肤受伤的从犯?**

　　爱美之心，人皆有之。在当今的社会中，无论男女，都非常注重时尚。人们也渐渐意识到：帅哥和美女，都可以通过勤劳的后天打造实现。于是，无论是俏丽精致的日系妆容，还是粗犷洒脱的欧美风格，爱美之人越来越热衷于向自己的脸上堆砌化妆品，努力让自己可以再美些。殊不知，正是这些所谓的让人美丽的化妆品，正在偷偷伤害原本无瑕的皮肤，"化妆品危害"很有可能成为过分追寻美丽的结局。

　　化妆品危害是由于使用化妆品引起的各种皮肤问题，谁都不能免于衰老的事实，尽管化妆品、保养品有可能延缓衰老的速度，但不恰当地使用，无疑加速了皮肤的衰老。化妆品的危害不容忽视，生活中，常见的化妆品危害主要有以下几方面：

　　（1）化妆品选择不当：皮肤有中性、油性、干性、混合性的分别，不同性质的皮肤适合不同的化妆品。而现代的爱美人士们，大多错误地认为，化妆品是价格越高，效果越好；原料成分越复杂，代表效果越好，而且盲目信任进口化妆品。殊不知，化妆品原料成分越复杂，可能包含

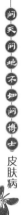

的致敏原也越多,而且价格高、质量好的化妆品却不一定适合你的皮肤。如果盲目地信任高价格、多成分,而不顾及自身皮肤的性质和特点,最终会导致皮肤发生疾病。针对此问题,大家一定要抱着"不选贵的,只选对的"的原则,根据自身皮肤特点,选定化妆品。

另外,还应慎重选择不含激素类的化妆品。因为长期使用含有激素类的化妆品容易引起皮肤毛细血管扩张、色素沉着、皮肤变薄、萎缩等,严重时,还会引起"色素性化妆品皮炎",表现出脸颊、前额有弥漫性的或者斑片状的浅棕色色素沉着症状,有时还会伴有轻度的红斑、丘疹、瘙痒、灼热等感觉。生活中常见的能引起"色素性化妆品皮炎"的化妆品中大多含有纯茉莉花油、檀香油、香叶油等成分。

(2)经常更换化妆品:几乎每位女士的梳妆台上都摆着数只美丽的化妆品瓶子,这是女人的资本,也是女人的习惯。她们喜欢经常更换化妆品的种类、品牌,有时甚至同时使用几种化妆品。然而,皮肤是有感觉的,并且有自己的"喜好"。当它们适应了一种化妆品后,便不愿意再更改了。如果此时,频繁更换化妆品的种类、品牌,甚至同时用几种化妆品,最易导致皮肤病。因此,使用化妆品时,应先弄清自己的皮肤类型、了解自己适合哪种化妆品,再合理购买、使用,而且在使用过程中,也应注意不要涂得过厚、过多,以免堵塞汗管、皮脂腺,造成皮肤炎症。

此外,喜欢去美容院的人应注意,尽量选择去正规的美容院,并且要小心美容工具的清洁,以避免不洁美容工具对皮肤的伤害。

(3)指甲化妆品引起的皮肤疾病:指甲油、假指甲类的化妆品往往给人带来两个方面的问题。①一方面是皮肤对指甲化妆品成分的过敏反应,与指甲类化妆品成分有关。②另一方面即指甲类化妆品所存在的传染性条件,如接触未经有效消毒的修指甲工具,而造成的接触性感染。鉴于这些问题,在进行指甲类化妆时,应格外注意选择正规的化妆品,避免引起感染和过敏。

(4)"口红病"的危害:"口红病"是指因涂抹口红而引起的一种化妆品过敏症。口红又叫唇膏、唇棒。据调查,全世界大概有10%的女性因擦了唇膏而患过"口红病"。口红主要是由蜡质、羊毛脂、染料、香精等成分组成。这些物质都能渗入皮肤,容易引起过敏反应,导致口唇干裂、嘴唇脱皮、发胀,影响嘴唇的美丽。另外,长期涂抹口红还会影响全身健康。因为口红具有一定的黏性,常将空气中的尘埃、细菌、病毒及一些重金属离子等悬浮物吸附在口唇黏膜上,并伴随着吃东西、饮水时进入体内,危害身体健康。因此,如果不必要,则应尽量减少涂口红的次数和时间。

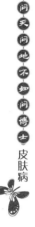

65 如何避免化妆品的危害？

无论化妆品的美容效果如何神奇，但健康才是最根本的，美丽只是人们保证健康后的额外要求。因此，在化妆品的使用过程中，首先要学会避免化妆品的危害。可以从以下几方面入手：

首先，要正确认识化妆品的作用，化妆品只是对皮肤起装饰或者部分修复作用，不要期望化妆品能真正地改变皮肤的本质。即使是有特殊成分的化妆品，也不能保证能在短时间内改变皮肤的本质，还会让皮肤产生过敏或其他不良反应，甚至是毒副作用。大家在购买时，一定要小心。

其次，不要轻信广告宣传：在购买具有嫩肤、美白等特殊用途的化妆品时，更要保持清醒、冷静的头脑，进行谨慎选择。

第三，使用新化妆品时，不要忽视皮肤轻微的症状，很多人对新化妆品试用期的轻度皮肤反应，往往不以为意。但事实上，这是化妆品皮肤病的前兆。它的出现意味着你的皮肤已经受到了化妆品的伤害，应及时去医院检查，避免皮肤病的进一步加重。另外，在选择新的化妆品时，应尽量购买小包装的产品。这样不仅有利于节省开支，而且也容易观察皮肤对化妆品的适应程度。如果发现不适合自己的皮肤,可以及时更换。而买大包装的产品,往往会有短时间使用不完、更换不方便的缺点。

总之,化妆品毕竟是从皮肤外部改变皮肤的用品,在使用时,小心为好。每次在使用新品牌或新种类的化妆品时,最好先进行皮肤测试。测试的方法是,在耳后或前臂内侧擦上少许使用的化妆品,连续3～7天。如果没有出现过敏反应,则可以继续使用。如果皮肤出现了发痒或小丘疹的状况,最好不要使用。此外,开封的化妆品应尽快用完,如果没有用完,则要妥善保存,避免污染。

66 什么叫荨麻疹和血管性水肿?

急性荨麻疹常于皮肤上突然发生,表现为成批大小不等的风团,淡红或瓷白色,周围绕以红晕,可互相融合成大片状、回状及环状,甚至地图形,数目大小不等,发作无定时,忽隐忽现,消退后不留痕迹,一日内可数次发作,严重者可出现水疱,发作时有不同程度的瘙痒或灼热感,有些可伴有腹痛、胸闷、心烦、喉头水肿引起窒息。如皮损反复发作,持续两个月以上者称为慢性荨麻疹。患者每日发生风团,常有时间性,有时白天或晚间发作,有的时间不定,慢性荨麻疹常发生以下类型:①人工性荨麻疹;②寒冷性荨麻疹;③胆碱能性荨麻疹;④压迫性荨麻疹;⑤日光性荨麻疹;⑥水源性荨麻疹;⑦血清病性荨麻

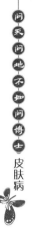

疹；⑧自身免疫性黄体酮性荨麻疹；⑨遗传性家族性荨麻疹综合征等。病因多为自身因素和慢性疾病，要耐心寻找有关原因。

血管性水肿是特殊类型的荨麻疹，好发于口唇、眼睑、耳垂、头皮和外生殖器等组织疏松的部位，皮损以局限性水肿为主，边界不清，压之无凹陷，表面紧张发亮，色浅白或淡红，常突然于夜间单独发于某一部位，两三日后消退，发于喉头者可导致呼吸困难甚至窒息。应该引起高度重视。

 67 荨麻疹的发病特点有哪些？

荨麻疹的病因复杂、证型多，但有以下共同特点：

发病急，好得快，愈后不留痕迹，有自愈特点；急性者以男女青年多见，慢性者中老年居多，且多与精神因素有关；种类多，有家族性巨型荨麻疹、压力性荨麻疹、人工荨麻疹、热性荨麻疹、日光性荨麻疹、寒冷性荨麻疹、家族性水性荨麻疹、胆碱能性荨麻疹、蛋白胨性荨麻疹、血清病型荨麻疹等。

病因复杂，体内因素和疾病如扁桃体炎、龋齿、便秘、内分泌紊乱等，通过各种途径进入人体内的因素如进食牛奶、蛋类、鱼虾等，吸收花粉、烟雾尘埃等，使用某些药物如青霉素、链霉素、痢特灵、阿莫西林、疫苗等，外环境因素作用于皮肤(机体)如昆虫叮咬、某些植物的刺激、油漆、遇冷、风吹日晒等。

68 中医治疗荨麻疹有哪些好方法?

方1:慢性荨麻疹可选择使用多皮饮,即地骨皮、桑白皮、大腹皮、丹皮、五加皮、赤苓皮、川槿皮、冬瓜皮、干姜皮、扁豆皮、每日1剂,水煎服。

方2:麻黄、当归、防风、黄芩、甘草、乌梢蛇、地肤子、荆芥、丹皮、白芍、刺蒺藜、生地、玄参。每日1剂,水煎服。用于顽固性荨麻疹。

方3:蝉衣、浮萍、连翘、赤小豆、桑白皮、白鲜皮、蛇床子、地肤子、麻黄。每日1剂,5剂为一疗程。用于治疗各类荨麻疹。

方4:附子、桂枝、苍术、防风、白芍、陈皮、羌活、炮姜、荆芥、云苓、蝉衣。用于治疗脾胃虚寒型荨麻疹。

方5:桂枝、白芍、炙甘草、黄芪、白术、防风、荆芥、蝉衣、地肤子。每日1剂,水煎服。用于营卫不和引起的慢性顽固性荨麻疹,伴有怕风、容易感冒者,疗效较好。

方6:金银花、生地、白鲜皮、地肤子、荆芥、防风、当归、连翘、赤芍、蝉衣、浮萍草。每日1剂,水煎服。此方为全国中医皮肤临床重点专科治疗荨麻疹协定处方,治疗急性荨麻疹疗效很好。

方 7：小儿荨麻疹有效方：地肤子 30g(炒)，蝉蜕 10g，水煎 2 次取汁约 150ml，加红糖 50g，分 3 次服。疗效较好。

 69 什么是药疹或药物性皮炎(药物过敏)？

药疹又称药物性皮炎，中医称之为药毒，是指药物通过口服、注射、皮肤黏膜用药等途径，进入人体后所引起的皮肤黏膜急性炎症反应。各种各样的药物都可以引起这种皮炎，甚至专门治疗过敏性疾病的抗过敏药如扑尔敏、强的松之类也会发生过敏。药疹有很多种表现及分型，临床常有如下几种：

(1)荨麻疹及血管性水肿型药疹：皮疹主要为风团，其表现与一般荨麻疹相同，自觉瘙痒，常见药物有青霉素、乙酰水杨酸类、痢特灵和血清制品等。

(2)猩红热样或麻疹样药疹：为弥漫性鲜红色红斑，丘疹如猩红热，有的则为大小不等的红斑，伴有出血性斑疹如麻疹样，起病迅速，常伴畏寒、发热等全身症状，严重时可有肝肾脏等内脏损害，常见药物有：磺胺类、青霉素类、巴比妥类、保泰松、汞剂、感冒通等。

(3)固定性药疹：皮疹特点是在同一部位反复出现红斑，重者中间有水疱，继而破溃糜烂，或者红色、紫红色斑，成圆形，反复发作者常在原来的皮损处出现，而且逐渐扩大，尤以黏膜部位或者黏膜与皮肤交接处多见。常见药物有磺胺类、四环素、安乃近、阿司匹林、巴比妥类、酚酞等。

（4）重症渗出性多形红斑：先有头痛发热、关节疼痛等前驱症状出现，随之全身皮肤出现多数浮肿性红斑，中间为水疱或大疱，破后大片糜烂、疼痛，常见药物有磺胺类、巴比妥、青霉素类、保泰松、非那西丁等。

（5）剥脱性皮炎：这是一型严重的药疹，表现为全身皮肤红肿、剥脱伴严重的全身症状。皮疹初起多为麻疹样或猩红热样，继而迅速融合成片，呈弥漫性潮红肿胀，鲜红色到棕红色，以后大量脱屑，脱屑有干剥与湿剥两种，前者手足部脱屑如手套或袜状（套式剥脱），躯干部脱屑呈落叶状，持续 1 个月左右头发及指（趾）甲均可脱落；后者可出现水疱及广泛性糜烂，尤其是皱褶部位。本型药疹常常危及生命，需住院治疗，常见药物有巴比妥类、水杨酸、氨苯砜等。此外，还有紫癜型、光敏型、痤疮型等类型药疹。

70 哪些药容易引起药物皮炎？

任何一种药物在一定条件下都有引起药物性皮炎的可能，最常见的有以下几种：

（1）抗生素及磺胺类：如青霉素、氨苄西林、链霉素、头孢菌素、庆大霉素、磺胺噻唑、磺胺甲噁唑、呋喃唑

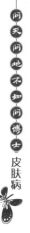

酮等。

（2）解热镇痛及镇定、催眠与抗癫痫药类：如氨基比林、安乃近、阿司匹林、消炎痛、去痛片、保泰松、眠尔通、卡马西平、氯丙嗪、苯巴比妥、苯妥英钠等。

（3）异种血清制剂及疫苗等：如破伤风抗毒素、蛇毒血清、狂犬病疫苗等。

（4）中药是由多种化学成分构成的混合体，也会引起药物过敏反应。近年来报道中药引起不良反应较多，包括草药、中成药及注射剂。其中常见的中成药有 60 多种，注射剂有 30 多种，中草药有 50 多种。

中成药及注射液如双黄连（口服、注射剂）、穿虎宁注射液、三七（片剂、注射剂）、鱼腥草注射液、猴菇菌片、双解丸、板蓝根制剂、柴胡注射液、花粉素、双黄连注射液、复方地龙注射液、复方当归注射液、穿心莲注射液、复方丹参制剂、益母草膏、羚翘解毒丸、复方威灵仙注射液、刺五加注射液、黄芪注射液、脉络宁注射液、苦黄注射液、肿节风注射液、清开灵注射液、六神丸、葛根素注射液、正天丸、复方甘草片、牛黄解毒丸、天麻片、感冒清片、刺五加注射液、黄芪注射液、妇科千金片、复方芦荟胶囊、鱼肝油丸、川芎嗪注射液、香砂养胃丸、三九胃泰颗粒剂、血栓通、大活络丸、消炎利胆片、洁尔阴洗液、黄连素、强力银翘片、红花片、安神补脑液、安神补心丸等多种药物。

草药中最常见的是虫类药容易引起过敏，如乌梢蛇、蝉蜕、僵蚕、蜈蚣、蜂房、鹿茸、大黄、当归、地龙、山豆根、板蓝根、天花粉、浙贝母、马齿苋、千里光等。

71 如何防治药物性皮炎?

首先,不滥用药物,特别是西药,小伤小病,尽量少用药物,局部用药更要注意。过敏体质的人用药要格外小心,中药、西药都要注意。避免再次使用致敏药,有药物过敏史的患者应给医生提供过敏药物的名称。

坚持做皮肤过敏试验,除了青霉素类做皮试外,最新方法可以将所有药物或食物做过敏试验,以避免再次发生相同药物的过敏。用药过程中,密切注意皮肤出现的原因不明的红斑、丘疹、风团或全身皮肤瘙痒。凡是怀疑某药过敏时应立即停止使用,在治疗时首先停用一切有可能致敏的药物,大量饮水,加速药物排泄,如皮疹尚干燥,可外用炉甘石洗剂或扑粉等,瘙痒时口服扑尔敏或西替利嗪、氯雷他定、依巴斯汀片、盐酸非索非那定片等治疗。病情严重者,应立即住院观察,采用中西医结合方法治疗。尤其是重型药疹病情变化极快,常常危及生命,应引起高度重视。

中医一般多认为,药疹是由于患者素体禀赋不耐、血热内蕴,复因感受药物特殊之毒所致。药毒侵袭人体后,则很快与人体内蕴之热聚而化火,外达肌腠为患,甚者

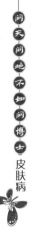

可热毒化火,熏蒸肌肤腠理,燔灼营血,乃至脏腑,皮疹迅速满布周身,并可侵犯结膜及黏膜,同时出现高热、纳呆、精神不振、舌红、苔剥、脉数等全身症状。久则导致耗伤阴液,正气耗散,而至病情危重。

总的治疗原则是清热、利湿、凉血、解毒、养阴等。常用方剂如下。

方1:荆芥、防风、羌活、独活、蝉蜕、金银花、生地、连翘、丹皮、赤芍、甘草、白芷。适用于风热蕴表证型药疹(多见荨麻疹样型药疹),皮损主要为风团、红斑、丘疹。起病急骤,先发于躯干及头面上肢,焮热作痒,搔起风团。舌质淡红或舌尖红,苔薄黄,脉浮数。

方2:萆薢、薏苡仁、赤茯苓、车前子、黄柏、丹皮、泽泻、滑石、通草、浮萍、蝉蜕、白蒺藜、白鲜皮。适用于湿热壅盛型药疹(多见于湿疹皮炎样药疹、多形性红斑样药疹、大疱性表皮松解型药疹及固定性药疹),皮损为红斑、水疱,甚则表皮剥脱,湿烂浸渍,剧烈瘙痒,烦躁,口干,大便燥结,小便黄赤,或有发热。舌质红,苔黄腻,脉滑数。以渗出、肿胀为主要表现。

方3:水牛角、生地黄、赤芍、知母、玄参、丹皮、连翘、生甘草。适用于气营两燔型药疹(多见于麻疹及猩红热样药疹、多形性红斑样药疹、剥脱性皮炎样药疹),起病急骤,肌肤焮红赤肿,粟疹水疱累累,伴壮热神昏,口干唇焦,渴喜冷饮,大便干结,小溲短赤。舌质红绛,苔少或镜面舌,脉象细数。以鲜红发疹,高热神昏为表现。

方4:生地黄、玉竹、石斛、麦冬、北沙参、连翘、玄参、知母、牡丹皮、赤芍、地骨皮、太子参。适用于热盛伤阴型药疹(多为疾病后期),多见周身皮肤潮红,层层脱屑,如糠似秕,隐隐作痒,肌肤干燥,伴口渴、乏力、气短、大便干、尿黄。舌红少苔,脉细数。

72 为什么居室装修会引发皮肤病?

安居才能乐业,有了全新的住房,人们总忘不了装修一番,经济状况好些的更是大装而特装。近年来,虽然有不少绿色环保型的建筑、装饰材料问世,但仍有不少劣质的材料鱼目混珠,投入市场,即使一些业内人士也难辨优劣,广大消费者极易为巧舌如簧的商家哄骗而上当,有的标榜"无污染的生态材料"也需要经过若干年后才能显现出它的危害性。因此,提醒正在或将要进行装修的朋友,动手前一定要三思而后行,切莫追风赶潮流,盲目选用"新潮"材料,尽量选用传统材料,装修尽量少些烦琐,多些简洁明快,多选用厂家信誉佳、售后服务好的企业新生产的材料,时刻不忘装修以人为本。

装饰材料中常见的有害物有甲醛、芳香剂、黏合剂等,其中以含甲醛、苯等有害物质对人的危害最大。这些物质有的引起视力障碍;有的引起内脏功能改变以致造

常见皮肤病的治疗

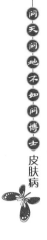

成不可逆的损害;有的引起血液病变;有的对孕产妇及下一代造成畸形损害;常见的皮肤损害也是多种多样,有红斑丘疹的,也有大疱水疱、滋水渗液的,有的还可以诱发原有的皮肤病或内脏病,使病情加重,甚至恶化。鉴于此,建议除在装修的材质上注意外,还要在装修时通风,加强保护,装修完毕后不可即刻入住,房子内放置一些菠萝皮、木炭、绿萝类绿色植物以加强有害物质的吸收。等待各种有害物清除或挥发完后再行乔迁之喜。

还有电脑引起的皮肤病,也在生活中常见。一位白领女士每天面对电脑 8 个小时左右,她明显感觉自己的面部皮肤黯淡了许多,伴有淡淡的色素沉着和较小的疹子,这就是"电脑皮肤病"。由于静电作用会使电脑的荧光屏表面吸附许多空气中的粉尘和污染物,如果面部与荧光屏离得比较近,时间长了粉尘和污染物就会落在皮肤上,堵塞毛孔,不利于皮肤的排泄,因此就会发生各种皮肤病。

73 什么是油漆皮炎? 如何治疗?

油漆皮炎又称生漆皮炎,在中医学中称为"漆疮",是因接触油漆、漆树、漆器,或嗅及漆气而引起的一种常见皮肤病。表现为皮肤肿胀明显,潮红瘙痒,刺痛,或有水疱、糜烂,发在颜面部的,肿胀明显,眼睑不能开启,形似圆月。严重者,伴有怕冷、发热、头痛、食欲不振、便秘、心悸等全身症状。多发生在头面、手臂等暴露部位,有自愈倾向。漆性皮炎也属于接触性皮炎。

油漆主要成分是漆酚,纯漆酚 0.001mg 即可使患者发生皮炎。接触后一般数小时即可发病,也有 1 天甚至 2 周后发病的,发病急剧,经过短促。停止接触后若处理适当,可于 1～2 周内治愈。但如继续接触或因衣服摩擦刺激,则经过可迁延甚至发展为慢性炎症,皮肤浸润肥厚,经久不愈。通常治愈后,若在短期内再次接触漆类,症状较之前为重。

(1)西医治疗:迅速脱离接触油漆的环境,根据病情给予对症治疗。

急性期皮肤瘙痒、潮红、无渗液时,可外用炉甘石洗剂,有渗液时,用湿敷法,湿敷药液用 3％～5％硼酸液、达理波液等持续冷湿敷。红肿渐退、皮肤较干时,可用氧化锌油、肝素钠软膏等。必要时,可内服抗组胺药物,如赛庚啶片、扑尔敏片、西替利嗪等。严重时口服强的松片或注射地塞米松注射液,以迅速控制病情发展,可加用维生素 C 片口服,以减轻毛细血管通透性。也可静脉缓慢注射钙剂,如葡萄糖酸钙或氯化钙等。

治疗中还应注意:不宜用热水或肥皂水洗涤,禁止用刺激性外用药物;同时多饮开水,忌食辛辣、油腻、鱼腥等发物;避免再接触生漆、漆树、新漆未干的漆器等。

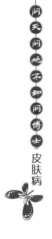

（2）中药采用以下方法：

方 1：金银花、连翘、荆芥、防风、赤芍、白芷、生地、羌活、独活、白茅根、大青叶、蝉蜕、白鲜皮。水煎取汁内服，适用于风热较盛者。

方 2：草薢、茯苓皮、生米仁、丹皮、蝉蜕、白鲜皮、银花、连翘、车前子、黄柏、生甘草、蒲公英。水煎取汁内服，适用于湿毒较盛者。

方 3：苦参、大黄、生地榆、白鲜皮、野菊花、黄柏各30g。煎水冷湿敷。适用于皮损有水疱湿烂者。局部可用青黛散或金黄散，用植物油调成糊状外涂，每天 1～2 次。用于治疗糜烂、渗出为主。

方 4：民间常用的有效治疗方法：鬼箭羽（民间称八子木）或野菊花适量，煎水待凉后外洗，每日数次；或新鲜韭菜捣成汁外擦患处，每日数次。

中成药如防风通圣丸、龙胆泻肝丸之类均可选用。

 "痛"可忍，"痒"不可忍是真的吗？

经历过皮肤瘙痒的人都知道，世界上最难受的不是痛，而是痒！痒的感觉很难用语言表达清楚，医学解释说，瘙痒是一种引起搔抓的独特不适感觉，是皮肤病和系统性疾病的常见症状。现代医学研究认为，它与触、压、温、冷等基本感觉均有关系，与痛觉的关系最为密切，瘙痒的个体差异很大,同为一种疾病,有人可以忍耐,有人则感到瘙痒无度,彻夜难眠,抓得全身皮肤血迹斑斑。人体每个部位的痒感不同,一般四肢、背部对瘙痒的感觉特别明显。根据部位分全身性和局限性两大类。

全身性瘙痒常从一处开始,迅即遍及全身,瘙痒呈阵发性,尤以夜间为甚,有时瘙痒呈游走性,饮酒,情绪变化、气温、气候、食物、搔抓或摩擦,甚或某种暗示,均可使瘙痒发作或加重。由于反复搔抓,导致皮肤出现抓痛,表皮剥脱,血痂,色素沉着,湿疹或苔藓样变等继发性损害,有时还可以引起继发性的感染,瘙痒还可干扰睡眠,导致患者出现头晕,食欲不振和精神抑制,甚或痒不欲生。

局限性瘙痒常见于某一部位,亦可同时数处,发病局部仅自觉瘙痒,并无皮疹,日久可致皮肤增厚,湿疹样改变。其中以肛门,外阴部、手足心最多见,此外,还有头部瘙痒,面部瘙痒、小腿瘙痒、鼻孔、眼周、阴囊、腋下和外耳道瘙痒等。瘙痒是一种自觉症状,绝大多数炎症性皮肤病都有瘙痒的感觉,伴有瘙痒的全身性疾病有:肝胆疾病,内分泌疾病,血液病,肾脏疾病,恶性肿瘤,神经病,自身免疫病,寄生虫病,感染和精神异常性疾病。引起瘙痒的外因也很多,包括物理的如日晒、气候干燥等,机械刺激的如接触、压力等,化学的如酸、碱、去污剂等。

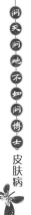

 如何治疗瘙痒症?

老年人瘙痒首先应去检查有无糖尿病、肝胆系统疾病、泌尿系统疾病、甲亢及恶性肿瘤等。老年人瘙痒可以是全身性的也可以是局部性的,部分病例伴有中度至重度的皮肤干燥,但大多数患者没有明显的潜在性疾病,属于单纯性瘙痒,常常在冬天发病,称为"老年冬季皮肤瘙痒症"。老年人患瘙痒症不能洗得太勤,7～10 天为宜。水不可太热。

轻症者可选用 2‰石碳酸软膏、硼酸软膏或尿素膏,每日外搽 2～3 次,晚上睡前可口服 1～2 片扑尔敏或安定。或口服谷维素、钙制剂、维生素 B_1、维生素 C、维生素 A;或服用盐酸非索非拉定片、左西替利嗪,其中留一次在睡前服用。适用于瘙痒剧烈者。

中药当归饮子是治疗老年皮肤瘙痒症的经验方,当归、熟地、川芎、白芍、白蒺藜、何首乌、黄芪、荆芥、防风、甘草,水煎服,每日 1 剂。地黄饮子也可选择使用,生地、熟地、当归、玄参、丹皮、红花、白蒺藜、白僵蚕、何首乌、甘草,水煎服,每日 1 剂。

外阴瘙痒洗方:土茯苓、苦参、蛇床子、生百部各 30g,龙胆草、黄柏、苍术各 15g,花椒 10g、地肤子 24g,上方加水3000ml,煎水滤渣取汁坐浴,也可用洁尔阴洗剂外搽患处。

76 什么是神经性皮炎？如何治疗？

神经性皮炎是一种与情绪波动等有密切关系的常见皮肤病，其特点是好发于皮肤容易摩擦处，如颈后、颈两侧、肘窝、上眼睑、两胁部、股内侧、尾骨部、腕、踝等，亦可见于其他部位，上述某一部位发生者称局限性神经性皮炎，累及躯干、四肢等者叫泛发性神经性皮炎。

成年人多见，季节性不明显。皮损多对称，呈不规则或多角形红色扁平丘疹，密集或融合成片，表面粗糙，纹理加深，日久皮损淡红，渐呈褐色，皮肤增厚，呈大片苔藓样变化，上覆干燥细碎鳞屑。瘙痒剧烈，夜间尤甚，影响休息和睡眠。情绪波动，精神紧张，休息不好，在工作压力大或在日照、吸烟、饮酒、饮浓茶咖啡、机械刺激后加重。

慢性病程，易反复发作。

治疗时首先要注意精神愉快，减少日照刺激，不嗜烟酒浓茶、咖啡，生活规律，休息好。皮损广泛者，内服抗组胺制剂，如扑尔敏、莱多菲、左西替利嗪、苯海拉明、谷维素及B族维生素药。

中成药如蒺藜丸(陕西省中医院制剂)、皮敏消、当归片、肤痒颗粒、防风通圣丸、乌蛇止痒丸、逍遥丸、皮肤病血毒丸等，均可根据病症选用。

常见皮肤病的治疗

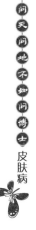

韩世荣临床经验方：合欢皮、茯苓、白芍各20g，栀子、当归、柴胡、丹皮、羌活、蝉蜕、荆芥、防风、乌梢蛇、白术各10g，甘草6g，刺蒺藜30g，水煎服，每日1剂。

外用名丹肤王软膏、丹皮酚软膏、龙珠软膏、冰黄肤乐软膏、除湿止痒软膏、尿素软膏、海普林软膏、无极膏等任选1种外涂患处，每日数次。

77 什么是结节性痒疹？如何治疗？

结节性痒疹又称结节性苔藓，是一种慢性炎症性皮肤病，以皮肤结节性损害和剧烈瘙痒为特征。皮损好发于四肢，也可见于腰臀部，最多见于小腿伸侧。发病缓慢，可迁延多年，本病女性多见。本病发生的原因尚不明确，可能与昆虫叮咬、胃肠功能紊乱、内分泌代谢障碍及神经、精神因素有一定关系。有人认为本病是局限性慢性单纯性苔藓的变性或不典型的结节性局限性慢性单纯性苔藓。中医称为"马疥"。表现为阵发性剧痒，以夜间或情绪紧张时为甚。初期为针帽至米粒大的丘疹，逐渐增大成为绿豆至黄豆大、半球形、坚实隆起皮肤表面的丘疹与结节，顶端角化明显，呈疣状外观，表面粗糙，呈褐色或灰褐色，散在孤立，触之有坚实感。由于剧烈搔抓，发生表皮剥脱、出血及血痂。结节周围的皮肤有色素沉着或增厚，呈苔藓样变。结节数目不等，可少至数个或多至数十个以上，有时呈条状排列。慢性经过，可长期不愈，但整个病程中绝不形成水疱、脓疱，亦不继发湿疹变化。

治疗时根据病情轻重选择不同的方法，结节较小、浸润不深者，以外涂百部酊、土槿皮酊、蛇床子酊，或除湿止痒软膏、丹皮酚软膏；以促进局部血液循环，软化角质，加速剥脱；结节硬大、浸润较深者，以外用硬膏剂为主，促进角质软化、上皮剥脱，保持局部温度，促进炎症吸收；必要时配合激光、冷冻治疗；给予抗组胺药、镇静催眠药、钙剂及多种维生素、口服反应停等。

78 葡萄疫、肌衄、紫癜是一回事吗？如何治疗？

葡萄疫、肌衄是中医的名称，紫癜是西医的诊断病名，主要指的是一种过敏性毛细血管和细小血管的血管炎。本病好发于下肢，临床上以皮肤或黏膜发生紫红色瘀斑、瘀点，伴有关节疼痛、腹部症状及肾脏损害为特征。多发生于儿童，成人发病者亦不少见。

西医使用维生素 C、芦丁及抗过敏药，病情严重者用激素控制症状，容易反复。中医辨证分为两大类治疗：紫斑色淡红，伴有身困乏力、少气懒言、舌淡脉细者为脾虚不能统血，气虚不能摄血，血渗于脉外引起，给予归脾汤或补中益气汤加仙鹤草、旱莲草、侧柏炭等治疗；紫斑色深红，伴有发热烦躁、口渴思饮、舌红脉数等症状者为热

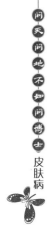
邪（或者热毒）进入血分,损伤血络,热迫血妄行溢于脉外发生紫斑,治疗用凉血四物汤或犀角地黄汤加味。注意休息与忌口,如果紫癜只发生在皮肤,症状比较轻者,经过正规对症治疗很快痊愈;症状较重,又伤及肾络,尿中出现隐血或蛋白者,病程相对长一些,根据笔者多年治疗紫癜经验使用中医中药辨证治疗,效果比较理想。

79 什么是雷诺现象和雷诺病? 如何治疗?

雷诺病又称肢端动脉痉挛症,是以肢端细小动脉阵发性痉挛为特征的血管功能障碍性疾病,女性多见,好发于手指末端,有对称性,足趾、鼻端和耳轮有时也可发生,典型发作时,肢端皮肤次第出现苍白缺血期、青紫缺氧期和潮红充血期,局部伴有麻木刺痛、湿冷或肿胀。本病原发者称为雷诺病;而继发于硬皮病等其他系统疾病者,称为雷诺现象。常见的发病原因有寒冷或精神紧张,大约1/7 的雷诺病患者合并偏头痛,1/10 的患者合并高血压,还有遗传因素,女性患者多于男性患者,男女之比约为1:5,发病年龄在 20～50 岁,而雷诺现象的出现多在 50岁以后,常见于肢端外伤后,神经源性损害,慢性闭塞性动脉疾病,部分结缔组织疾病,各种食物、药物中毒等。中医所说的"四肢逆冷"就包括本病在内。

在治疗方面,西医选用利血平、烟酸、妥拉苏林、维生素类,根据患者的年龄、病情轻重在医生指导下使用。中成药可选用人参养荣丸、八珍丸、金贵肾气丸、毛冬青片等。

中医辨证治疗可分为气虚型和血虚型。

(1)气虚型:四肢末端发凉、发绀或苍白,接触冷水后症状加重,伴有疼痛、畏寒、乏力、舌淡脉无力等。药用黄芪、党参、白术、桂枝、女贞子、元胡索、当归、沙参、菟丝子、白芍、细辛、蜈蚣,寒冷为主者酌加干姜、附子,肿痛明显者加乳没。每日1剂,水煎服。

(2)血虚型:除有气虚诸表现外,可见面色少华、少气懒言、舌淡脉细等。药用黄芪、当归、桂枝、白芍、细辛、通草、大枣、炙草,病在上肢加姜黄,在下肢加木瓜、川牛膝,病久肢端冷硬者加附子、干姜、生麻黄、川芎。每日1剂,水煎服。

80 为什么有的痤疮也可导致毁容?

痤疮是毛囊皮脂腺的慢性炎症,主要发生于面、胸、背等处,形成黑头、丘疹、脓疱、结节等损害,由于是青春期的人易患,所以被称为青春痘,产生的原因与皮脂腺的过度分泌、毛囊管角化过度、细菌感染、炎症等多种因素有关。痤疮皮肤的特点是初期为丘疹,顶端为黄白色粉刺;如因灰尘、细菌代谢产物沉积则是黑头粉刺;稍重则

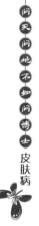

于黑头周围形成炎症性丘疹;若炎症加剧,则丘疹顶端可出现米粒至豌豆大的小脓疱,破溃或吸收后留下暂时性的色素沉着或小凹陷。如果炎症继续扩大或深入,则于皮下形成大小不等的淡红或暗红色结节。痤疮皮肤如果没有正确地护理与治疗,可留下凹陷性或增生性瘢痕,有一种聚合性痤疮患者初次发生就表现为囊肿、脓疱、结节、瘢痕等,往往脓疱或囊肿破溃后形成流脓的瘘管,或为较深在性的痤疮结节聚集融合,愈后形成显著瘢痕。可导致毁容,影响外貌,引起无端烦恼,故应引起足够的重视。

81 常用治疗痤疮的西药及中成药有哪些? 平时应该注意什么?

西药有维甲酸类,用于各型痤疮和脂溢性皮炎,本药有较好的促进上皮细胞分化、抑制皮脂分泌、抑制痤疮丙酸杆菌的作用,只宜晚上使用。

亦有10％过氧化苯甲酰洗液、乳剂和胶状制剂,1.2％醋酸锌洗剂、1％～2％水杨酸酊、夫西地酸乳膏、克痤隐酮凝胶等。美满霉素、阿奇霉素、硫酸锌片、维甲酸、西咪替丁、维胺酯胶囊(生育期2年内禁用)等也较常使用。

常用的中成药有:痤疮灵丹丸、丹参酮胶囊、复方珍珠暗疮片、清热暗疮片、美诺平颗粒等。

人们常说,治病要三分药七分养。治疗痤疮时应配合医生做好生活调理,对于预防复发显得特别重要。饮食清淡易消化,水果蔬菜更宜多,远离油腻不偏食,辛辣糖酒首当忌,钙磷锌硒等摄入,多食豆浆大有益;生活应规律,睡眠要充足,精神当愉快,乐观又向上;限食多脂及高热量饮食,不食荔枝、橘子、大枣、桂圆等热性水果,不吸烟,晚上浓茶与咖啡当少饮。用温水及碱性小的肥皂或洗面奶等洗脸,彻底清除油腻和污垢。保持大便通畅。女性保持月经正常;不乱用手挤压粉刺。对于油脂性皮肤的护理需要时间和耐心。

82 酒渣鼻有哪些临床表现? 怎样治疗?

酒渣鼻是常见的皮肤病,开始鼻部及周围发红,继之毛细血管扩张而见红丝缠绕,随之出现丘疱疹、脓疱。临床根据轻重程度将其分为 3 期:

(1)红斑期:鼻及面颊部皮肤潮红,有红色斑片,因饮酒、吃刺激性食物、温度刺激或情绪波动而加重,时轻时重,反复发作,日久皮脂腺开口扩大,分泌物增加,红斑加深持久不退。

(2)丘疹脓疱期:皮肤潮红持久不退,在红斑的基础上,出现成批、大小不等的红色丘疹,部分形成脓疱。皮

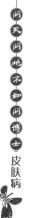

肤毛细血管逐渐扩张,呈细丝状或树枝状,反复出现。

(3)鼻赘期:病变加重,毛细血管扩张显著,皮肤粗糙、增厚,毛囊及皮脂腺增大,结缔组织增生,使外鼻皮肤形成大小不等的结节或瘤样隆起,部分呈分叶状肿大,外观类似肿瘤,称鼻赘。

该病好发于中青年女性及嗜酒之人。浓茶、咖啡及辛辣食物,也是重要的诱发因素,有的患者合并胃炎、便秘及胆囊疾病,还有学者认为与内分泌、螨虫感染和紫外线照射有关。

治疗时可选择口服甲硝唑片、维生素 B_6、维生素 B_2、维生素 E、谷维素等;外用复方硫磺洗剂、5％硫黄霜、5％灭滴灵霜、夫西地酸乳膏、克林霉素凝胶、过氧化苯甲酰凝胶、莫匹罗星软膏、甲硝唑凝胶、替硝唑凝胶、低浓度维A酸制剂等,起到杀菌消炎作用,促使红斑丘疹,脓疱消退,维持用药可减少复发。酒渣鼻患者注意事项与"痤疮"相同。内服中药:生地、白茅根、当归、川芎、陈皮、黄芩、桃仁、栀子、红花、辛夷、甘草。每日 1 剂,水煎分 2次服。

83 什么是脂溢性皮炎? 怎样治疗?

这是一种发生于皮脂溢出部位的炎症性皮肤病,好发于头皮、面部、耳后或累及胸背腋下、腹股沟等处,重则延及全身,与内分泌紊乱有关,此外,也与消化功能失调、精神紧张或过分劳累等有一定联系。起初表现为以毛囊口为中心的小丘疹,并逐渐扩大为小片淡红色或黄红色带油腻性鳞屑斑,边缘较清楚,皮疹扩大后可互相融合,鳞屑多时类似银屑病,重症者满头覆盖油腻性污秽痂片,抓后流水有臭味,可引起脱发,面部皮损常为红褐色小丘疹,表面有油性鳞屑,瘙痒程度因人而异,搔抓后易继发毛囊炎等化脓性感染。过食辛辣油腻食品可加重病情。有极少数患者油性鳞屑附着于皮肤,不易清洗掉,形成"垢着病"。

治疗时首先要补充 B 族维生素,如维生素 B_2、维生素 B_6 等。治疗头部的脂溢性皮炎可选择二硫化硒洗剂、硫磺软皂或采乐洗剂洗头,每周 1～2 次。中药选用透骨草、皂角刺、生地榆、金银花、苦参、野菊花、侧柏叶各 30g,煎水洗浴患处,每周 2 次。内服中成药如丹参酮胶囊、美诺平颗粒、清解片、痤疮灵丸、防风通圣丸等。

内服中药可用凉血四物汤加减,生地、白花蛇舌草、薏米仁、白茅根、生山楂、当归、川芎、陈皮、黄芩、桃仁、桔梗、栀子、红花、甘草。每日 1 剂,水煎分 2 次服。注意事项与痤疮相同。

 84 **脚汗奇臭是怎么回事?有什么办法治疗?**

脚汗属臭汗症之类,为足底和趾间放出的臭味,常伴

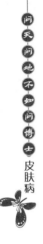

局部多汗,常穿透气性能差的鞋臭味更为明显,原因是大量分泌的汗液未能及时清洗,浸渍角质层,使角蛋白和脂质被寄生在脚部表面的细菌所分解而产生臭味,此外,大蒜、葱等食物气味亦可从小汗腺排出而产生臭味。

治疗的同时要注意讲究个人卫生,勤洗浴,勤换鞋袜,最好穿透气性能好的鞋袜。

用食用醋稀释后洗脚,坚持一段时间;用溻洗散(陕西省中医院制剂)水煎外洗有很好的效果;用 1∶5000 高锰酸钾溶液浸泡,每日半小时,共数周;脚汗多者在洗净后可用乌洛托品粉末扑撒,但不宜长期使用,以免引起掌跖角化加重。

85 脱发分为哪些类型? 如何治疗?

脱发分为斑秃、脂溢性脱发、症状性脱发、药物性脱发、产后脱发、真菌性脱发、瘢痕性脱发等 7 大类。

(1)斑秃:常无自觉症状,可在短期内出现头发成片脱落,脱发区呈大小不等的圆形或椭圆形,头皮光亮无炎症,色泽正常,毛孔清晰可见,脱发边界清楚,轻者黄豆大小,重者可呈银元大,少数患者头发全部脱光,称为全秃。有的眉毛、胡须、阴毛、汗毛等可脱掉,谓之普秃,这是病的轻重程度不同,没有质的区别。有的头发没有脱落,表现为眉毛或者胡须成片脱落,这种情况包括在斑秃范围之内。治疗以养血补肾为主,各种生发药都可以选用。

(2)脂溢性脱发:多见于男性,故又称男性型脱发或雄激素源性脱发,这类脱发多在青春期后出现,而以20～30岁最为多见,干性脂溢性脱发在脱发的同时多伴有头皮脂溢出,头皮屑较多,常用手搔抓,就像雪花乱飞;油性脂溢性脱发在脱发的同时头油特别大,头皮瘙痒。有时每天洗头还是油大发痒。本型脱发的典型模式为先从前额鬓角处开始脱发,前额两边发际后退,向头顶部逐渐发展为秃发。这类干性脂溢性脱发和斑秃治疗相同,油性脂溢性脱发治疗分两步,首先祛油,采取清热凉血或者健脾祛湿的方法,待头油分泌与正常人相同时再用生发药。

(3)症状性脱发:是指某些疾病引起的脱发,例如糖尿病、贫血、长期营养不良、甲状腺疾病、肾上腺疾病、脑垂体疾病、皮肌炎、红斑狼疮、肿瘤等。这些疾病都可以引起不同程度的零散脱发,如红斑狼疮的脱发很有特色,脱发就是诊断的一项指标。针对这种脱发的治疗,首先要详细了解发病的原因,积极治疗原发疾病,如果是贫血引起的,贫血治愈后头发就会自然生长起来。

(4)药物性脱发:是指某些药物可以引起脱发,例如免疫抑制剂、抗代谢药、某些染发剂,据资料报道染发剂引起的脱发不可逆转;某些中药如川芎、香附子等过量使用也可引起脱发。药物性脱发往往有长期服药的病史,经过详细询问就可知道。治疗时待原发病治愈,停止使

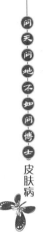

用免疫抑制剂后服用生发药才能取得效果。

(5)产后脱发:是指部分女性在怀孕后产生严重反应,出现恶心、呕吐,不能正常进食,导致营养缺乏;或者在产婴过程中失血过多均可引起脱发。发为血之余,血虚则发少,失血则发脱。这种脱发的治疗要注意药物治疗与食物治疗相结合。可使用一些人参归脾丸、补血露之类的药物,食物中如动物血、大红枣、红皮花生、西红柿等红颜色的食品都有很好的补血作用,大骨头汤、羊肉汤都是生血之佳品。

(6)真菌性脱发:是指头发被传染上真菌,出现片状脱发,医学上称为癣,这是真正的癣,包括黄癣、白癣、脓癣和黑点癣4种。白癣好发生于小孩,到了成人由于免疫力的增强可以自愈;脓癣是在白癣的基础上又被细菌感染引起的,用黑光灯检查,或者取鳞屑化验即可诊断。真菌性脱发治疗起来比较容易,首先使用中药生百部、土槿皮、陈皮、苦参各30g,水煎取汁加白矾20g化开外洗局部,然后用抗真菌药物(软膏、擦剂)外涂患处,每日2次。

(7)瘢痕性脱发:是指由于各种局部皮肤疾患的病理过程,致使毛囊毁坏而不能再生长毛发。常见的原因有感染性皮肤病如黄癣、脓癣、秃发性毛囊炎、寻常狼疮、疖、痈、带状疱疹、水痘等,某些非感染性皮肤病如扁平苔藓、限局性硬皮病、盘状红斑狼疮、瘢痕疙瘩、结节病等,新生物如头部皮脂腺痣、疣状痣、基底细癌、鳞状细胞癌等,物理性如机械性损伤、放射性损伤、深Ⅱ～Ⅲ度烧伤,化学性如强酸或强碱的灼伤。由于已形成瘢痕的部位不能再生长毛发,为了美观,可装假发。小范围的脱发可以采取毛发移植等方法。

86 白发发病因素知多少? 如何治疗?

白头发对中老年人来讲并不算什么,如果是年轻人得之,则顿显衰老,对镜感伤,给精神带来极大负担。古人讲:"愁一愁,白了头",其实并不尽然。少白头,并不意味着衰老,也有可能是其他病引起的。有的因为遗传,先天性白发常见于白化病患者,白癜风发生在头皮时,其部位亦可出现白发。

营养不良,如缺乏B族维生素、叶酸、微量元素铜等;精神过度紧张、忧虑焦急、精神创伤以及严重的头痛、头皮神经痛都可导致生白发,"伍子胥过昭关,一夜白了头"就是这个原因引起的。内分泌功能失调如胸腺功能下降、性腺功能减退等,慢性疾病如结核、恶性肿瘤、疟疾、胃肠病或热性病如肺炎、痢疾、伤寒、恶性贫血,动脉硬化、冠状动脉供血不足及糖尿病、颈椎病亦可引发少白发。

中医认为白发的发生原因有以下4种情况:

一是肾精虚弱:肾精不足,不能化生阴血,阴血亏虚,

常见皮肤病的治疗

123·

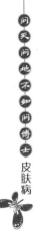

导致毛发失其濡养，故而花白。主要见于有家族史者。

二是血热偏盛：由于营血偏热，热蕴血分，壅滞毛根，头发失于濡养而生白发。多见于青少年。

三是肝郁脾虚：肝气郁滞，失于调达，损及心脾，脾伤运化失职，气血生化无源，发失所养故而白发。多因情志因素所致。

四是气血不足：因气血亏损，发失濡养所致，表现为面色不华、唇舌色淡、脉细弱等，常见于有慢性消耗性疾病史者。

关于染发，我们不主张普及。染发剂为化学制剂，容易引起过敏。虽可遮盖一时，但过后还会露出白茬，更难看。中年人白发，可以坚持长期饮用一些药酒或服用药膳。

治疗时首先要摄入高蛋白饮食，平时多食黑木耳、黑芝麻、黑米、核桃等食品。

亦可服用维生素类，常用的中成药如七宝美髯丹、乌发丸、精乌胶囊、复方首乌片、桑麻丸、回天再造丸、丹参片等都有一定的疗效。

中药方：生、熟地各150g，当归100g，白芷80g，桑椹200g，旱莲草、女贞子各200g，共研细末，炼蜜为丸。每丸重10g，每次1丸，每日3次。

白发食疗方：

方一：黑豆50g隔水蒸熟，再将当归、山楂、黄芪、何首乌、熟地各 35g，一起暴晒 45 天后，放在一起捣末，每日取 30g 口服。

方二：黑豆 500g 洗净，加水 1000～2000ml，文火煎煮，以豆粒饱胀为度，取出摊开撒少许盐，晾干后贮瓷瓶内备用，每次服 6～10g，1 日 2 次，淡盐水送服。

方三：桑麻丸。桑椹子、黑芝麻各等份，研末制成蜜丸服，每丸 10g，每日早晚空腹各服 1 丸；或将二味研细末，温开水调服。

方四：黑米 100g，黑豆 50g，按常法煮粥，经常食用。具有滋阴养血补肾，乌发明目之功。

方五：黑料豆适量，1 岁内男孩童便浸一宿后晒干，反复多次，炒熟后食用，每次 7 粒，1 日 3 次。专治儿童型白发，多次临床使用验证，确有疗效。

 87 黄褐斑、妊娠斑、肝斑是不是一个病？是怎样形成的？

黄褐斑是发生在面部的黄褐色色素沉着斑，虽无明显的其他症状，但严重影响美容，主要表现为褐色或深褐色斑片，常对称分布于颜面及颊部而呈蝴蝶形，亦可累及前额、鼻、颈部，紫外线照晒后颜色加深，春夏季加重，秋冬季则减轻。黄褐斑、妊娠斑、肝斑应该同属一个病，后两个病名揭示出本病的两个原因，黄褐斑发生在妊娠后

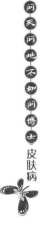

则称为妊娠斑,如果黄褐斑发生在肝病后则称为肝斑。好发于中青年女性,男女之比为 1：15。黄褐斑形成的原因非常复杂,根据目前相关资料报道,常见的原因有乳腺增生、子宫肌瘤、卵巢囊肿、月经不调、肝胆疾病、内分泌疾病、甲状腺疾病、遗传、糖尿病、妊娠、人流术后、使用避孕药、外伤、日光照射、局部使用含激素的软膏或者化妆品等,近年研究发现皮肤的微生态失衡可能与黄褐斑的发生也有关系。但是每个人的发病原因各不相同,需要详细了解病史,才能找出具体的原因。

88 黄褐斑有哪些治疗方法？

首先寻找病因,针对发病的具体原因治疗,有系统性疾病如慢性肝、肾病,乳腺增生,子宫肌瘤,卵巢囊肿结核,甲亢,甲低,肿瘤等有关者需治疗原发病,与妊娠有关的,需加强产后调理。

口服维生素 C、维生素 E,中成药有归脾丸、逍遥丸、八珍益母丸、大黄䗪虫丸、祛斑玉容丸、景天祛斑胶囊、当归片等,均可根据病情选用。外擦的有千白氢醌乳膏、参棘软膏、0.5％松果体霜、3％氢醌霜、3％过氧化氢溶液、3％白降汞软膏。

陕西省中医院皮肤科开展的祛斑面膜,面部刮斑,面针等综合治疗有很好效果。具体方法是:先以当归或丹参注射液稀释后热喷,再以鸡蛋清与中药面膜调匀敷于褐斑处;再施以局部刮痧治疗,涂上精油,以专用玉石刮板在面部沿一定的方向一边点穴一边刮痧。结合面针,每周1~2次。

89 为什么说激素这种药又可爱、又可恨?

自1952年有人发现外用2.5%氢化可的松软膏治疗皮肤病有效以来,这类药物很快发展起来,并不断改进其结构合成新的强效制剂,大大增强了此类药物的效力。不可讳言,激素类药在某些皮肤病的治疗上确实发挥了重要作用,其在外用方面主要具有抗炎、抗过敏、免疫抑制和抗增生作用。但是使用不当则后患无穷,使用在面部就会发生血管扩张(红脸蛋)、色素沉着、汗毛增多、皮肤萎缩、免疫力下降、继发感染等多种副作用,所以面部是绝对不能使用激素类药物的。

90 什么是激素依赖性皮炎? 是如何造成的?

有人在患了某种皮炎后,开始搽用激素类药膏,效果不错,但不搽药膏后皮炎又犯,再次搽用症状又有很大改善,时间一长,形成了对激素的依赖。岂不知,激素类药膏用得时间长了,也会产生新的炎症反应,多发于面部,

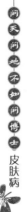

因面部的皮脂腺发达,故易发生炎症反应,即所谓的激素依赖性皮炎。从皮肤科门诊病例来看,随着激素外用制剂在临床上越来越广泛地使用,本病的发病率也随之越来越高,已成为皮肤科的常见病,可以发生在任何年龄,但是中青年女性比较多见,应引起足够重视。

激素依赖性皮炎,是指因长期外用糖皮质激素不当而致用药部位发生的皮炎。临床常表现为外搽激素药物后皮肤可逐渐发红,起毛囊性红丘疹,久而久之,会出现局部皮肤毛细血管扩张,汗毛增多,毛孔粗大,皮肤变薄、萎缩,甚至呈灰褐色或色素沉着,自己常常有烧灼样的感觉,易继发感染。停止外用激素后则皮肤病复发,出现反跳现象。皮损主要分布于口周或双面颊、下眼睑、鼻部及额部,也可以分布于整个面部、额部和口周皮肤。

首先,适应证选择不当:由于不了解激素的应用范围和不良反应,不能准确掌握外用激素的适应证,将激素用于不应该采用激素治疗的疾病,如痤疮、酒渣鼻、面部难辨认癣等。其次,用药部位选择不当:对不适宜选用中、强效糖皮质激素及含氟的糖皮质激素的部位,如面部及婴幼儿皮肤,由于皮肤比较薄嫩、血管丰富,激素的穿透力比在其他部位大得多,应该选择中效或弱效激素治疗,而不应选用强效激素。资料显示患者所使用的外用激素均为含氟的强效激素制剂。第三,用药时间过长或剂量大:使用高效激素时间超过 20 天,低、中效激素超过 2 个月。有报告患者用药剂量平均60g,平均用药时间6个月,其他报告用药后出现症状时间最短6周,最长6个月,平均持续使用2个月,导致对激素产生依赖性。患者为了治疗原发疾病,如脂溢性皮炎、湿疹、银屑病、红斑狼疮等而长期使用激素。激素的效能越强,使用时间越长,越易发生该病。第四,将糖皮质激素当化妆品使用:将糖皮质激素掺进所谓的美容祛斑、增白嫩肤化妆品中,长期使用后产生依赖。了解这些发病原因,正确合理地使用激素类外用制剂,面部尽可能避免使用激素,则可有效地防止本病的发生。

91 激素依赖性皮炎防治中有哪些注意事项?

禁止将激素类药膏搽涂于面部,实在需要时,应在掌握适应证的情况下,按医生指导使用;外用化妆品时,一定要弄清楚其中是否含有激素,然后方可使用;本病易反复,疗程相对较长,患者需要配合医师治疗使病情早日恢复。由于长期外用激素易导致皮肤变薄,皮肤屏障功能被破坏,对外界各种理化刺激的敏感性增高,每遇日晒、风吹、炎热及进食刺激性食物后症状加重。因此,应配合使用能恢复皮肤屏障功能的防敏、保湿医学护肤品,以降低皮肤敏感性。避免过度日晒和面部按摩。饮食方面尽量避免食用易"上火"的食物,如荔枝、桂圆、大枣、蜂蜜等和辛辣、刺激饮食,多食蔬菜、水果等富含维生素的食物。

 92 硬皮病是一种什么样的病? 为什么要选择中医治疗?

硬皮病是以局限性或弥漫性皮肤及内脏器官结缔组织纤维化、硬化及萎缩为特点的结缔组织病。一般经过肿胀、硬化及萎缩三个阶段,可局限于某一部位,亦可全身受累。其主要特点为皮肤、滑膜、骨骼肌、血管和食管出现纤维化或硬化,有些内脏器官如上消化道、肺、心脏、肾脏和大小动脉也可有类似的病变,有些患者只发生皮肤硬化,受累皮肤常与其深部组织固着,不宜移动,因此可造成容貌改变和相应器官的功能障碍,称为局限性硬皮病;而有些患者还同时发生上消化道、心、肺、胃肠和肾等内脏纤维化和硬化,这种情况被称为系统性硬皮病,往往病情严重,预后较差。

现代医学认为:本病目前尚无特效疗法。部分病例治疗后可停止发展或缓解,局限性硬皮病与系统性硬皮病两型在西医治疗上无大的差别。治疗时主要使用非甾体抗炎药,肾上腺皮质激素,血管活性药,抗纤维化药物如青霉胺、秋水仙碱,免疫抑制剂如氟尿嘧啶、环磷酰胺、硫唑嘌呤、氨甲蝶呤、环孢素等,不良反应多,副作用大。而选择中医辨证治疗,不仅副作用小,效果也很满意。

（1）局限型硬皮病：证见皮肤呈斑块状或条索状，表面光亮，呈蜡黄色，局部变硬、萎缩，呈板样，色素加深或色素脱失，舌质淡，舌体胖嫩，边有齿痕，脉沉或迟，为脾肺不足、外感风寒湿邪、经络阻隔、气血瘀滞，治宜健脾益气、温经通络、活血软坚，可以温经通络汤等加减，常用生黄芪、怀山药、茯苓、鸡血藤、桂枝、伸筋草、当归、贝母、刘寄奴、僵蚕、白芥子、丝瓜络等药。肢体畏寒、腰膝酸软者加肉桂、附子，血虚者加鹿角胶、紫河车。配合软皮热敷散局部热敷，效果很好。根据多年的治疗经验，如果仅有局部皮肤硬化，没有全身症状，单纯使用局部热敷即可治愈。

（2）系统性硬皮病：初起皮损为实质性水肿，以后萎缩、变硬、自觉乏力、畏寒、四肢末梢发凉、关节酸痛，甚至活动受限、口干舌燥、纳食减少、吞咽困难，或腹痛腹泻，严重者舌不能伸、呼吸困难、心悸气促。妇女患者月经涩少或沉紧，辨证属肺脾肾阳虚，兼感风寒湿邪、气不化水、气血凝滞，治宜健脾肺益肾、温阳化水、活血软坚。方用阳和汤加减，常用肉桂、鹿角胶、附片、白芥子、麻黄、白术、黄芪、黄精、茯苓、淫羊藿、鸡血藤、当归、螃蟹、红花、桂枝、片姜黄，气短乏力明显者加人参。

可配合口服软皮丸、积雪苷片，静脉滴注红花注射液、黄芪注射液等。

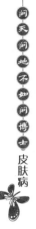

 93 **牛皮癣究竟是什么病? 银屑病有哪些皮肤症状?**

人们经常说的"牛皮癣"指的就是"银屑病"。确切地说,银屑病不是癣。一般的癣病都是由真菌感染引起的,有传染性,外涂抗真菌类药物均有效果。银屑病并不是由真菌引起的,使用抗真菌药无效。中医所说的牛皮癣,一般指皮肤肥厚,状如牛皮的这类皮肤病,相当于西医的神经性皮炎。两个"牛皮癣"其实指的是两种皮肤病,要根据症状分清楚,不可混为一谈。

寻常型银屑病是一种常见并易复发的炎症性皮肤病。初起皮损多呈点滴状或片状,如绿豆、黄豆大小,状如疹疥,表面覆有银白色鳞屑。搔抓后白屑层层脱落,可见到一层泛红发亮的薄膜,刮去此膜,下面便是小如筛状的密集出血点。皮损在发展过程中逐渐增大,形成钱币状或地图状皮疹,个别如蛎壳状,表面坚硬,覆有多层白屑,白屑脱而又生。轻症皮损可只有1～2处,并可常年维持此症状不变。

重症可发展至全身,有的伴有剧烈瘙痒或疼痛等症状。发于头部者,白屑较厚,头发成束状。累及指(趾)甲,会出现"顶针样"甲改变,甲板失去光泽、变形、肥厚,甚至剥脱,这是寻常型银屑病的临床症状表现。

还有少部分患者出现3种特殊性的银屑病,即脓疱型银屑病、关节型银屑病、红皮病型银屑病。①脓疱型银屑病又分全身性和掌跖型两类。除了银屑病的特征外，全身或者局部无菌性脓疱，瘙痒、疼痛或者发热等。②银屑病合并小关节变形，出现功能障碍者称为关节型银屑病。③红皮病型者周身出现红皮，伴有大量脱屑、瘙痒。本病大部分表现为冬重夏轻，少数患者则夏发冬愈。本病病程长、易复发，甚则有的病程长达数十年之久，属于皮肤疑难顽症之一。

94 银屑病用药的八大误区是什么？

银屑病的病程比较长，治疗时疗效也显得慢，造成三个不满意：①首先是患者不满意，花了钱，耽误了时间，病没有治愈，时不时还在复发；②家属也不满意，因为"一人向隅，全家不乐"，患者痛苦，全家人为他担心、求医、寻找灵丹妙药；③医生也不满意，因为患者对银屑病缺乏全面而深入的了解，部分患者和医生沟通不到位，依从性较差，往往有些患者有病乱投医，随意用药，盲目用药，不仅没治好病，还可能造成更大的危害。给医生的正规治疗也带来困难，归纳起来有八个方面：

误区一：药品价格越高疗效就越好。

药品价格的高低，主要与它的原材料有关，原材料稀少，采集艰难，或工序复杂，药价就高，反之则便宜。药品

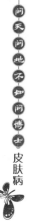

价格和疗效不成正比例,譬如硝酸甘油每片不过几分钱,但它目前仍然是公认的急性心肌梗死患者的"救命良药"。一把钥匙开一把锁,某一种药适合某人的具体病情就是好药,只要对症下药,不在乎药物价钱的贵贱。

误区二:盲目迷信新药。

有的患者总是要求医生开些新药,他们认为新药才是疗效最好的药,特别是慢性病患者,总希望从新药中寻求立竿见影的效果。一般来说,临床上对新药或者刚进口的药实际效果和毒副作用的观察时间不长,有一个探索、实践、检验、总结的过程,新药不一定都是好药,其中一部分可能经不起考验而淘汰,所以不能盲目迷信新药。

误区三:迷信各种补药。

自古就有"人参杀人无过,大黄救人无功"之训。有些患者认为"久病必虚,虚则必补",因此,生病就服用补药。殊不知,补药也有一定的适用范围,而非包医百病的万能灵药。补药只适用于虚症患者,且虚症患者也有气虚、血虚、阴虚、阳虚等不同种类,尚需根据具体情况合理选用。若不加选择地滥用补药往往会加重病情。犯了"实实"的错误。如带状疱疹、急性湿疹、水痘等患者,误服人参等补品,会使之病情加重。

误区四:迷信偏方治大病。

"同病相怜",病友之间常常进行治疗或者信息方面的交流,自己使用某某药后效果不错,就介绍给病友。这位病友的病、证型、体质刚好与自己相同,使用后就会出现相同的疗效,如果这位病友的病情、证型、体质与自己相反,使用后病情可能会加重。有的患者盲目崇信偏方或秘方,不管是否对症,便贸然使用。偏方在治某个病时也许会有一定的效果,但它毕竟只停留于感性认识,而未升华到理性认识,使用者多是知其疗效而不知为何有效,更缺乏对其副作用或毒性的了解。

此外,偏方或秘方多是由非正规医生应用,方法不统一,也可因用法不当酿成大祸。因此,切忌盲目崇信偏方、秘方,误己害人。

误区五:药多力量大,以多取胜。

有的患者就医,见医生开的药少了,便疑心药简单治不好病。要求医生多开一些药,进行大包围,殊不知,医生处方用药是根据患者病情、体质及药物的相互作用等因素综合考虑的,治病用药唯以药能对证、药能胜病为原则,而非"韩信点兵,多多益善"。自古就有"药过十八味,大夫没主意"的教训,临床喜欢开大处方的医生,疗效未必就好。药物之间也有相反、相恶、相杀之禁。

误区六:迷信打吊针。

一般情况下,初次发生的寻常型银屑病,症状不是特别严重,单纯使用中草药口服就可以治愈,不需要使用西药或者打吊针,特别严重的寻常型银屑病可以使用复方丹参针、清开灵针之类,也是非常有效的。如果是关节

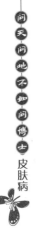

型、脓疱型或者红皮病型银屑病治疗中会使用一些激素、免疫抑制剂之类的药物。

误区七：认为中药无副作用。

俗话说："是药三分毒"，中药同样也不例外，只不过中药大多数作用比较缓和而已，其实中药也有其毒副作用。例如青黛、生何首乌、贯众等服用多了会引起转氨酶升高；关木通、部分利尿药损伤肾脏；虫类药容易引起皮肤过敏；患者本来是寒证，误服了清热解毒的寒凉药，则会出现腹泻、腹痛，病情加重；患者属于热证，误服了附、桂之类的温热药，患者就会发生头痛、血压升高、流鼻血等热毒证，等等。更何况有许多药性剧烈及有毒的中药，服之过多会引起中毒，甚至也会危及生命。因此，正确的方法是在有经验的专科医生指导下，通过辨证论治，对症用药治疗，才会对健康和生命无害。

误区八：将普通药当补药。

有些患者听医生说：银屑病是免疫力低下引起的，就经常买一些补药服用，有的人买丙种球蛋白注射，认为花小钱能增强抵抗力，银屑病就不会复发。其实丙种球蛋白只是对某些病毒性传染病有预防作用，而且只是一种暂时的被动免疫，不是什么病都能预防，盲目多用可能抑制自身抗体的产生，干扰其他疫苗的效果。有的人还将维生素当补药，其实维生素只能作为维生素缺乏症的治疗，随意多用甚至可以引起中毒。就是胸腺肽也不能随便使用,银屑病在进行期(发作期)是不能使用的,如果把胸腺肽给进行期银屑病患者大剂量使用,病情就会很快加重。

 95 为什么说中医治疗银屑病疗效好?中医如何治疗银屑病?

中药治疗银屑病,采用辨证分型用药,采用个性化治疗,一人一方,疗效肯定。许多清热凉血药、养血润肤药、祛风止痒药、平肝活血药,即使单味应用,也有很好的疗效。如丹参注射液、苦碟子注射液、清开灵注射液等2种药物联合使用1周就可看到疗效。

中医辨证分为3型:①血热风燥型,多见于进行期,药用土茯苓、草河车、忍冬藤、板蓝根、白鲜皮、生地、玄参、白商陆、威灵仙、生甘草。②血虚风燥型,多见于本病静止期及消退期,药用生地黄、丹参、玄参、草河车、白鲜皮、大青叶、麻仁、威灵仙、连翘、甘草。③血瘀阻络型,病程长,反复发作,多年不愈,皮损紫暗或有色素沉着,鳞屑较厚,或伴关节不利,药用桃仁、红花、枳实、赤芍、当归、川牛膝、紫草、生地、生槐米、丹参、桔梗、甘草。水煎服,每日1剂。

由于治疗银屑病的中成药由来已久,有不少可供患者斟酌选用。如银屑颗粒、消银胶囊、苦丹丸、银屑片、复

常见皮肤病的治疗

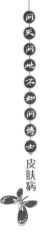

方丹参片、蝮蛇抗栓酶、雷公藤多苷片、复方全蝎丸、银屑平、愈银片（陕西省中医院皮肤科研制）。这些都是多年治疗本病的有效药。

中药外用制剂如黄连膏、单乳软膏、豆青膏、名丹肤王软膏、牛皮癣软膏、玉黄膏等均可选用。西药如卡泊三醇软膏等含有激素的各种软膏不宜长期使用，虽然疗效很好，容易反弹，产生依赖性。

根据病情，辨证后可选用中药浴治疗，有全身浴、局部浴、手足浴、坐浴等。药浴用药与内服药一样，亦需遵循辨证用药原则，需专业医生辨病辨证选药，即根据各自的体质、时间、地点、病情等因素，一病一方，选用不同的方药，对症治疗。煎药和洗浴的具体方法也有讲究：将药物粉碎后用纱布包好（或直接把药物放在锅内加水煎取亦可）。制作时加清水适量，浸泡 30 分钟，然后再煮 20 分钟，将药液倒进浴缸、木桶或者盆内，待温度适宜时即可泡浴、洗浴。在洗浴中，其方法有泡浴、洗浴、熏后浴之熏洗法，也有边擦边浴之擦浴法等。

96 如何预防银屑病（牛皮癣）复发？

迄今为止，银屑病的发病原因还不明确，人们尚未找到一种能够彻底治疗银屑病的药物及方法。但选择中医中药治疗是可以治愈的，并且能够长期保持缓解症状、减少复发。

首先,保持积极乐观的良好心态,戒急戒怒,平和安详,恬静虚无,淡泊名利;饮食有节,动静有度,劳逸结合,强身健体,增强体质。

养成科学的饮食习惯,戒烟酒,不食辛辣刺激食物,不食海腥荤膻,以清淡易消化食物为主。慎四时而适寒温,衣、食、住、行处处留心。

其次,消除病灶,积极治疗感染伤口及原发性炎性病灶,预防感冒,避免高热症状的出现。掌握自己的发病规律,记好自己的饮食日记,积极寻找与自己有关的"发物",在发病之前适当服用清热解毒、凉血消斑、养血润肤的中药,预防疾病的复发。

第三,根据笔者四十多年的临床经验证实,寻常型银屑病症状比较轻者,初次发病者单纯服用中草药就可以治愈,愈后很少复发。症状比较严重的患者可以使用一些丹参注射液、清开灵注射液、苦碟子注射液静脉注射。三种特殊型银屑病根据病情轻重服用中药的同时,适当选择一些西药如阿维 A 等治疗,病情控制后慢慢减少剂量。氨甲蝶呤类免疫抑制剂尽量不用。不乱服单方、秘方,不要轻易相信虚假医疗信息,遵照正规医院里专科医生所制订的方案系统治疗。